U0014606

心不放棄，身體就會跟隨！

擺脫20年重症憂鬱及恐慌症的健身與蔬食之路

軍、警、消、海巡指定教練**余柏賢**◎著

鄭碧君◎採訪撰述

與親愛的家人

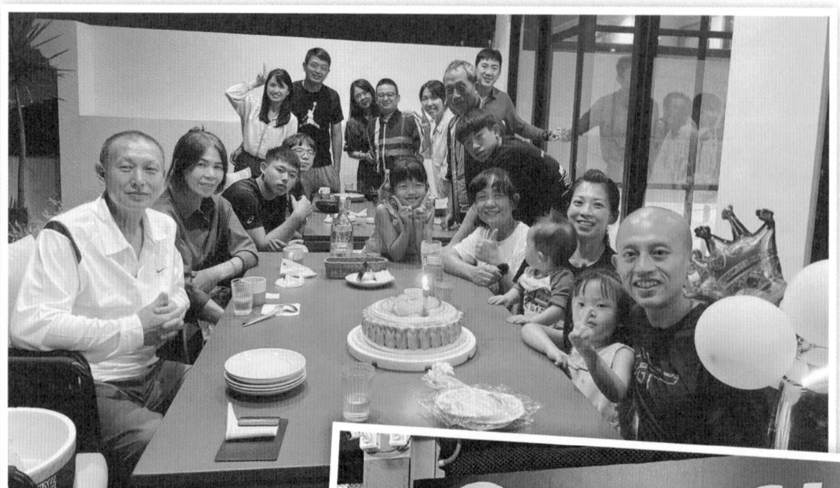

家庭成員們

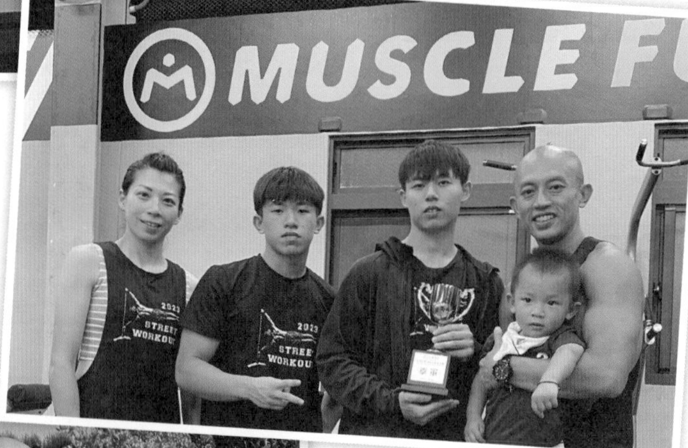

全家一起練健身

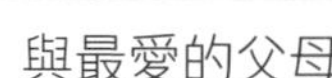

與最愛的父母

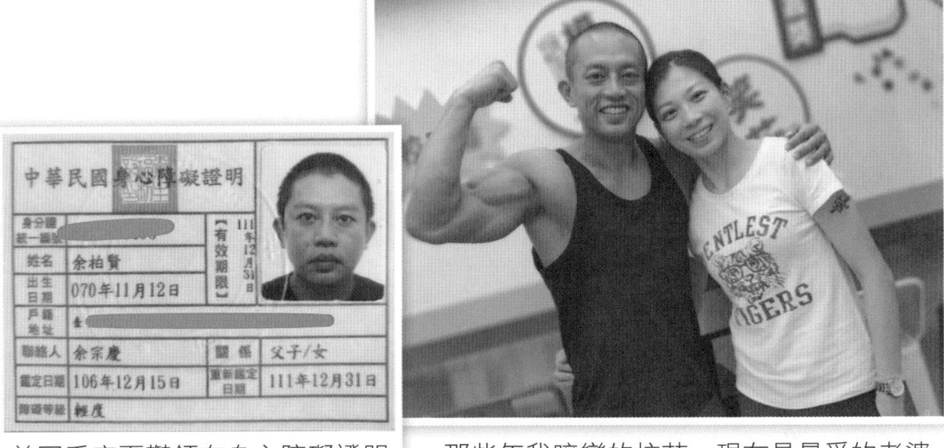

中華民國身心障礙證明

姓名	余柏賢	有效期限	111年12月31日
出生日期	070年11月12日		
聯絡人	余宗慶	關係	父子/女
鑑定日期	106年12月15日	重新鑑定日期	111年12月31日
障礙等級	輕度		

曾因重度憂鬱領有身心障礙證明

那些年我暗戀的校花，現在是最愛的老婆

與家人出遊

與孩子的那些時光

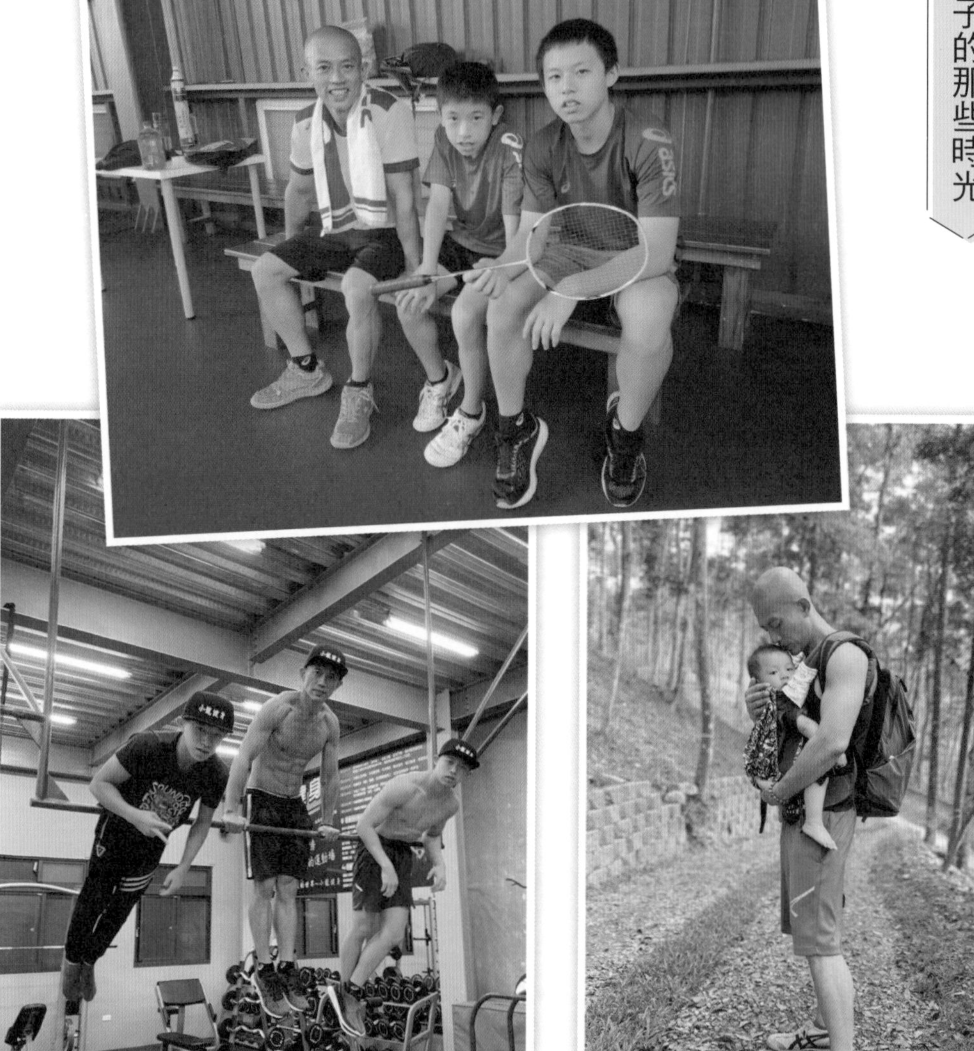

與孩子一起運動、走出戶外

分享人生故事

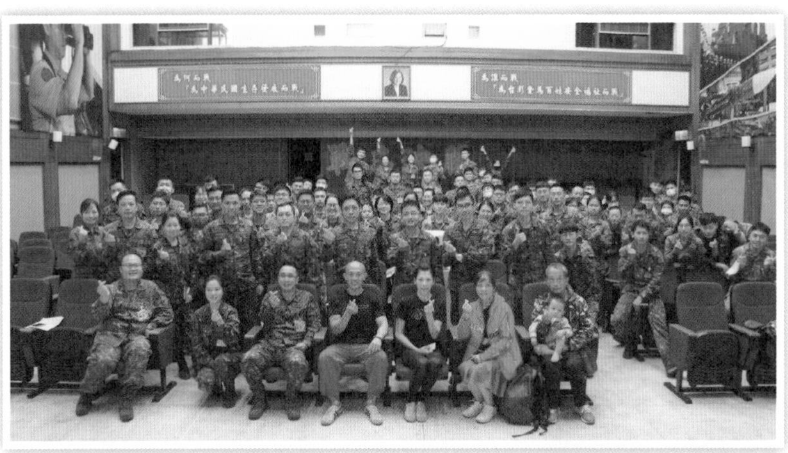

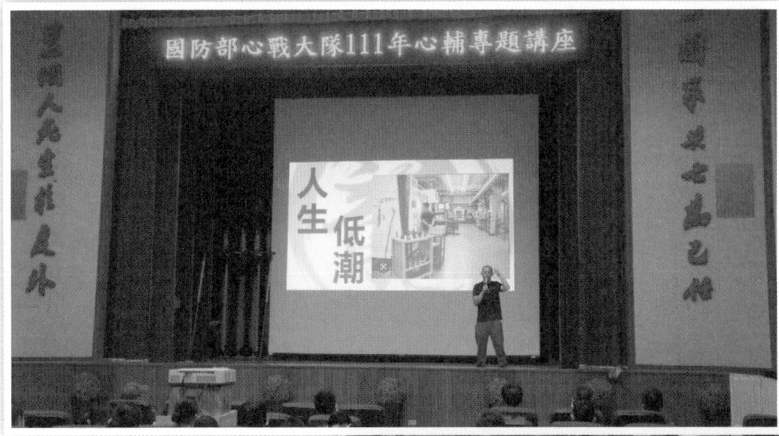

曾受邀至軍警消等單位
分享我的人生故事

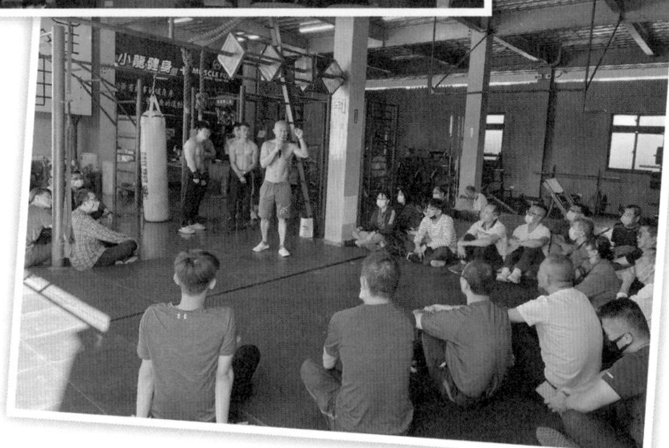

目錄

獲頒感謝狀

PART 1

精采與痛苦並存的人生歷練

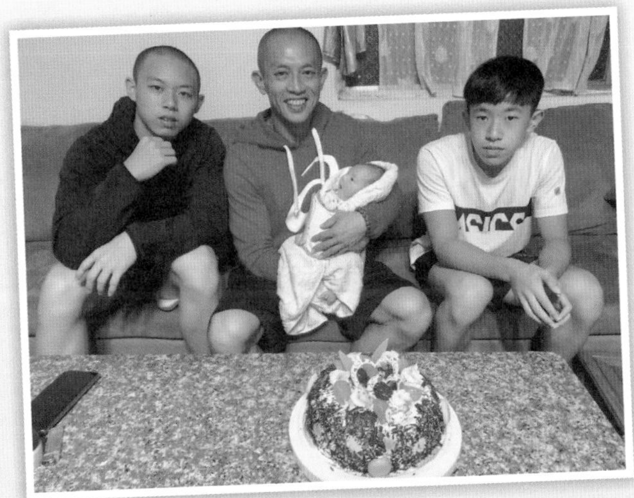

天倫之樂

PART 2

心不放棄，健康幸福自然跟隨

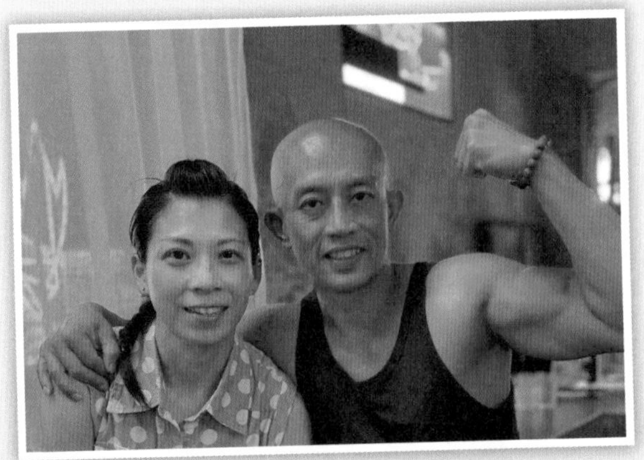

和「好香」的女孩重逢，決定牽手共度人生

PART 3

大家跟我一起來練健身運動

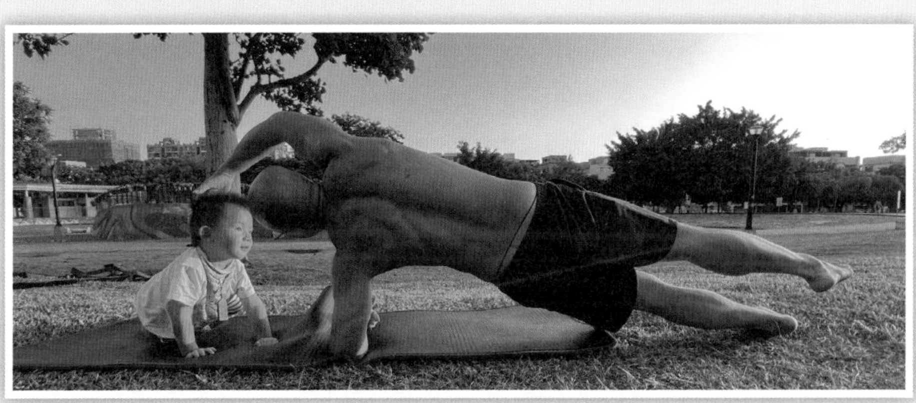

小小龍從小耳濡目染

心不放棄，
身體就會跟隨！

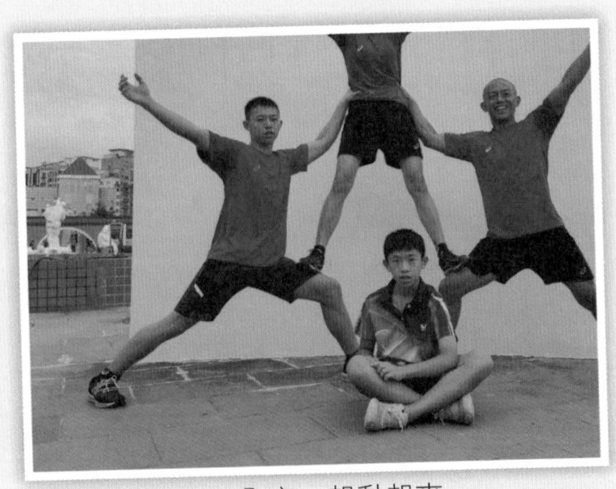

全家一起動起來

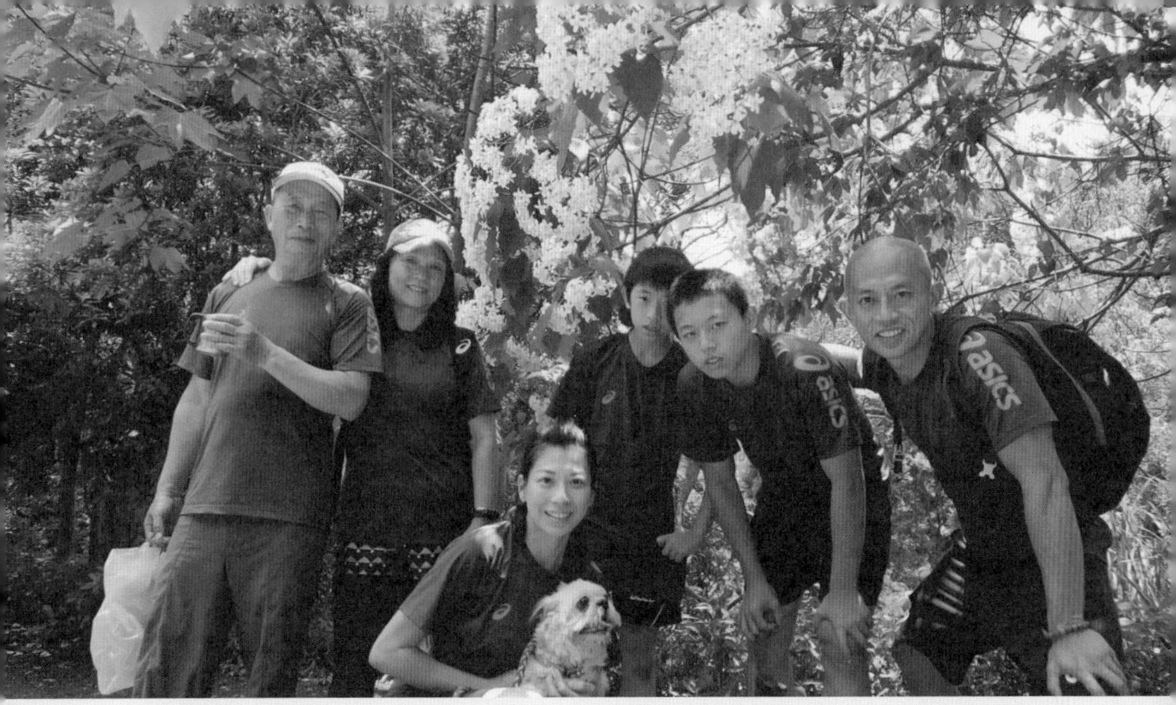

附錄

我愛蔬食，同樣能練出一身好肌力

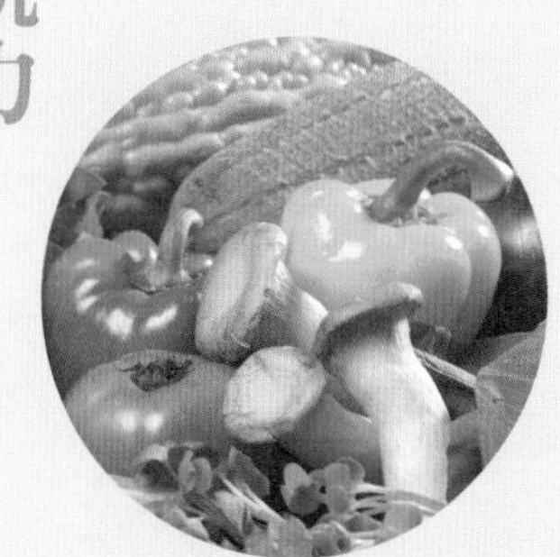

推薦序 I

讓愛像漣漪般擴散出去

Muscle Fuel 創辦人、執行長
李佳勳

「Pay It Forward」是一個美麗的概念，在接受別人的善意或幫助後，將這份愛傳遞給其他人，創造一個良性的連鎖效應，讓這個世界變得更加美好。例如，我援助了一位困頓中的朋友，卻不期待他有一日歸還這份恩情，而是希望他站起來之後，懷抱同樣仁慈的心去幫忙另一個此刻需要的人。二〇〇〇年有一部電影用了這句話做為片名，電影片名的中文翻譯是《把愛傳出去》。的確，在「pay it forward」的作用下，每個從手心向上轉為手心向下的人，就像漣漪的中心一樣，一圈又一圈的把愛往外擴散。

柏賢的人生旅程、經驗、觀點，讓我聯想到了這句話。柏賢就是以這樣的心態創立「小龍健身」。過去這兩年，目睹他四處奔波辦公益活動，不只推廣健身，而且鼓勵老人健身，熱心分享他透過健身而走出憂鬱症的旅程。

我跟柏賢的認識是有趣的緣分。雖然柏賢和我都是台中出生、台中長大，但我小學六年級就移民去了美國。柏克萊電腦系畢業後，在賈伯斯離開蘋果後創立的電腦公司NeXT上班，年輕時就有機會成為賈伯斯核心智囊團成員。爾後人生轉了好幾個彎，10年前舉家遷居回台。自從大學就喜歡上的健身，也在過去30多年練練停停荒廢多次後，再次成為我生活中不可或缺的樂趣。

隨著人生的經驗累積和沈澱，這次我對健身有更上一層樓的體認，進而秉持著當年蘋果公司「改變世界」的理想與願景，創立了自己的乳清蛋白品牌Muscle Fuel，同時也成立了臉書社團「健身新手」，目前已經擁有25萬成員。Muscle Fuel的理念是「良心產品、愛心製造」，而「健身新手」的初衷，是提供一個小小正面能量的地方，讓大家可以互相交流，一起成長，一起享受健身這個運動，把自己練得更健康、更美麗、更開心。

我因為創立了高蛋白粉品牌Muscle Fuel認識了多次台灣街頭健身冠軍阿懋，也對街頭健身多加接觸而喜愛。又透過阿懋而結識了2年前創立「小龍健身」的柏賢。我與柏賢一拍即合，共享了許多一樣的理念和觀點，非常欣賞柏賢也是以「心」待人，因此Muscle Fuel開始贊助小龍健身舉辦的街頭健身比賽，慢慢一步一步走到更密切的合作，互相推廣彼此的品牌和概念。

大眾對於憂鬱症的了解仍然帶著不少誤會和偏見，柏賢能夠從人生的谷底走出路來實屬不易。很高興柏賢有機會出這本書，跟大家分享他的人生旅程和經驗，給予憂鬱症患者一盞明燈，同時跟大家分享街頭健身的精華。

希望仍陷在憂鬱症掙扎的讀者能夠從柏賢的旅程找到自己的出路。也希望對街頭健身或健身有興趣的朋友們從這本書得到一些知識，啟發讓自己一生健康的路程。我很榮幸能見證柏賢一路走來的努力和成果，也在此記錄我們相識的緣由。

願以柏賢為中心而擴散出去的漣漪，傳遞更多更遠的愛。

如實看見並相信自己擁有的可能性

烏日聯和中醫診所副院長、中國醫藥大學中西醫雙主修、
中國醫藥大學針灸研究所碩士、台灣中醫皮膚科醫學會顧問

林俊言

教宗方濟各在《讓我們勇敢夢想》中說：「這是個夢想要大的時刻，是個我們要重新思考輕重緩急——我們的價值觀、我們想要什麼、我們尋求什麼——然後在日常中去實踐夢想的時刻。但在那之前，我們必須清楚地去看見，睿智地去揀選，正確地去實踐。」

「去看見、去揀選、去實踐」是教宗認為人生最重要的三件事情，其中第一步就是「看見」！小龍哥在經歷了生死交關的體驗，終於好好地看清了自己，重拾去揀選的能力，並以助人為實踐的核心理念，如同美國無名戒酒會說的「除非你將自己的生命奉獻給他人，否則你永遠無法擁有深層的生命」。

讀著小龍哥的故事，也讓我聯想到加拿大籍僧人阿姜帕薩諾出家16年後，第一次回家的情景：

家人倒了兩杯酒，推向阿姜帕薩諾

「你要喝一杯嗎？」

「不了，謝謝。森林修行派的僧人禁酒。」

「喔，喝啦！反正又沒人知道。」家人勸誘著。

這時，阿姜帕薩諾看著家人，沉靜又真誠的回答：「我會知道。」

謝謝小龍哥很有勇氣的分享自己的經歷。他不是一個一生光彩、潔白無瑕的聖人，而是跟我們一樣有情緒、有痛苦、有糟透的人生，還有無情病魔的打擊。然而，同時能讓讀者知道「有人能做出不同的選擇」！

祈願有緣與此書、此人相會的朋友，都能如實的看見自己、相信自己擁有的可能性，在每個當下都能做出有意識的選擇，並為自己的選擇負責。

逆境磨練意志，重建強大內在

台北市後備指揮部指揮官
紀武昌

我從小學就參加排球隊、田徑隊（包括徑賽與田賽項目），可以說好動，也算體能天賦還可以，一直到20幾歲進入特戰部隊，看到營區內處處都有自製的健身器材，像是用水泥做的槓片、鋸掉木頭做成躺椅、三級廠廢棄的車輛底盤穩定杆組成一張臥推椅，時時都有官兵同仁在鍛鍊體能，在這樣的健身強國氛圍感染下，加上身處在特戰部隊日也操、夜也操的環境因素，誘使自己也跟上大家的腳步，迷戀起這種壓榨身體潛能的運動。

雖然後來隨著官階職務調整歷練，離開了特戰單位，可始終不曾間斷健身，以及對相關資訊的追蹤，無論書店裡展售的書籍、網路上的專業報導或影片，總能吸引我特別去留意，也正源於網路搜尋引擎的特殊功能，將經常大量瀏覽的類型文章或廣告出現在我正開啟的任何社群媒體中，所以，「小龍健身」如同其他我感興趣的題材，映入我眼簾。然而，再進一步閱讀本書內容，竟發現了與多數泰半闡述鍛鍊肌肉變粗壯的內容有著不一樣的觀點，例如從年輕時，一直都想學而求之不得的倒立，也有影片手把手從基礎教導，讓我產生了更濃厚的興緻，想進一步去瞭解何謂「街頭健身」。

於是，我透過社群媒體聯繫到「小龍健身」創辦人余柏賢先生，邀請他來我們單位演講，我以為如此健康有方且多元訓練模式，其實可以讓更多國軍官兵接觸受益，事實證明他起伏跌宕的上半生涯，強毅堅持、努力活著的現在進行式，雖曾經荒唐放浪，但浪子猛回頭，以前那些狂妄迷失、愁雲慘霧，無一不變成了絢爛人生轉機的正能量，甚至後來因為再遇見學生時期的女神，讓人生有了逐漸好轉的跡象，這不正是打了一場漂亮的翻身仗最佳寫照嗎？

況且他努力堅持、願意把全心全力投入自己熱愛的事物，竟還是我著迷不已的街頭健身，就如同那些南海路高中、總統府女中的學生一樣，天賦絕不是高人一等的必然條件，優秀也不是理所當然的，而是勤勤懇懇的學習態度！

感謝柏賢兄願意誠摯地娓娓道出他的種種顛沛頓挫，以及曲折升騰、飽經風雨的歷程，然而，居不隱者思不遠，正是困厄的逆境，磨練了他的意志。而除了藉由招生、比賽、講座等活動途徑大力推廣街頭健身外，同時也透過這本書付梓，希望更多讀者能認識「小龍健身」，期待他的光和熱能指引許許多多對運動有熱情的男女老少，前往更健康的一條道路！

用生命寫歷史，以親身經歷為楷模

臺中市立東山高級中學校長
翁文修

杭州亞運甫落幕，適逢賽事期間，國人守著直播幫台灣健兒加油的同時，是不是感覺到熱血沸騰呢？相信不少國人有運動的習慣，就算沒有規律運動，對於「要活就要動」的口號必然不陌生。

我常戲稱自己也是半個體育人，從小學就是學校網球校隊，因緣際會接觸了網球，也因體能天賦符合教練期待，開啟了網球訓練的時光，一直到入伍服役進入陸總部，無論是在選手時代，抑或入服役，對於運動員而言，體能是維持球技的基本要件，沒有體能做為基石，遑論有頂尖的技能。選手時代，有著學校購置的重訓器材（雖然陽春），提供我們體能訓練使用；入伍服役，營區除重訓室外，處處可見官兵同仁自行利用營區設施鍛鍊，走道兩側的矮牆、體育館入口處階梯等等，都可見官兵鍛鍊體能的場景，在在說明，只要有心，克服設備不足，徒手仍可鍛鍊體能。

與柏賢兄相識已久，但結緣於學校新課綱推動之際，時職教務主任，學校除推展部定課程、校訂必修、自主學習、加深加廣選修外，更需規劃多元選修課程，對於高中生選課期盼，當然少不了體能課程，故聘「小龍健身」開設「健身與重量訓練」課程，這課程除了有體育班學生選修外，也受到普通班學生好評，更開展學生對健身的認識，這不也正實現休閒運動的重要性？

東山高中擁有十個體育團隊，稱得上是體育重鎮學校，透過校內專長教練多次邀請「小龍健身」創辦人余柏賢先生到學校擔任體育班各專長團隊體能訓練講座，希冀透過更多元訓練模式，強化體育專長學生的體能，提升專長競技表現。

感謝柏賢兄以親身經歷，透過文本闡述讓更多人了解，歷經精采與痛苦並存的人生歷練，在成長及創業的歷程並非一帆風順，人生迷惘及誤入歧途的困境，磨練了超乎常人的意志。他用生命寫歷史，以親身經歷為楷模，透過擔任講座、舉辦比賽、學員招生等管道推廣街頭健身外，創業有成之際也透過撰書出版，讓更多讀者能認識「小龍健身」，熱愛生命，期待他的故事可以發揮熱情與激情，引領更多人為熱愛的運動保持終身嚮往！

聖人養心，凡人養身。健身，也要健心！

素食推廣者
湘湘

看了小龍的故事讓我感動得流下眼淚，某天我在推廣素食的群組收到網友分享，有位重度憂鬱且推崇素食的小龍，藉由自己面臨的人生困境而向菩薩立下志願，在菩薩面前跪下並發願日後要戒酒、戒賭、吃素，如果能恢復健康、遠離憂鬱症，願意一輩子盡己所能幫助他人，祈求菩薩庇佑完成。

當時我看了非常感動，健身前後的照片和故事都十分激勵人心，對長期在網路推廣素食的我，就像是一個強而有力的見證，於是我開始逢人就分享這麼棒的一位素人，推廣素食與街頭健身的小龍健身。此外，他還免費健身教學，鼓勵病友走出來看到書中寫著他的過去，媽媽甚至曾在他表達想死的念頭時告訴說：「如果要這樣做，我會陪著你。」這樣的母愛讓我留下了眼淚，我相信這本書教的不只是健身如何擺脫身心藥物，更多是看見那「心不放棄，身體就會跟隨」的轉變。

很感恩能有緣看見此書，讓我看見一個人可以有很大的能量，將自我的愛轉換成對他人的奉獻，身心平衡，消融、感化內外身心疾病。

曾一無所有，而今是最富足的人。我可以，相信你也可以！

PART 1

精采與痛苦並存的人生歷練

從高中到 35 歲以前，當是人生最應劃下燦爛一頁的時光，

我卻飽受憂鬱症、恐慌症纏身，混入幫派打架鬥毆……

也曾在年收入達數百萬時，揮金如土、酗酒度日，終致一無所有。

感謝父母一路上從未放棄我，以無盡的關愛與包容伴我走過風風雨雨！

我的藍領父母

老爸說我「人生前半段是來討債，後半段是來報恩的」，回顧前面三十七年的人生，我真的是來向父母索債的，在這之後，我期許自己能在剩餘的生命旅程裡報答這比天大的恩情。

在台灣製鞋代工最輝煌的年代裡，我的爸媽也是貢獻經濟奇蹟的一份子。老爸原本在鞋廠擔任經理，媽媽則是一邊照顧我和弟弟，一邊車縫鞋子。後來他倆決定創業，開著一輛三噸半的貨車到處收購鞋皮再轉賣出去，隨著工廠外移到其他國家，大約是在我讀小學一年級吧，父母毅然轉行，從事為各種婚喪喜慶場合架設鐵架帆布的工作。

直到現在，我的記憶和感受都還很深刻，那時開始我就想，為什麼我們家過得這麼辛苦呢？每當周末假日，同學都可以開開心心地看電視、打電動、呼呼大睡，我和弟弟卻得跟著爸媽出動，不管出大太陽或下雨天，都必須搶先在活動舉辦前把帆布棚架搭好。接著就是漫長的等待，為的是曲終人散後，再把幾小時前努力架起來的設施全數拆掉。

一旦碰到過程中下起大雨，我們還要合力拿著鐵棒將帆布撐住，避免積水造成棚架倒塌。

當初年幼不懂事，只覺得為什麼我這麼命苦，還不能體會到爸媽所做這些看似反覆、枯燥的事，其實都是有意義的。只記得那時看到大家大啖美食、酒酣耳熱的模樣，真是好不快樂！而我卻是好累好想睡，實在不快樂。

被愛擁抱的童年

雖然老爸老媽創業，做的是勞力活，工作相當忙碌，但對我們兩個小孩的照顧卻是無微不至。從讀幼稚園、小學開始，每到下課時間，爸媽總會放下手邊工作載送我和弟弟。不過當時的我不知感恩就算了，竟還心生棄嫌。每次看見同學父母都是開著漂亮的轎車來接送，可是我們家卻只能坐貨車，覺得好丟臉！如今回想真是太不懂事了。

天下父母心！除了日常生活的關懷和愛護之外，爸媽也很重視我們的教育。他們自己非常省吃儉用，但是對我和弟弟很捨得花錢，各式各樣的補習、才藝班從沒少過，書法、跆拳道、畫畫、作文、游泳，族繁不及備載，我還曾經學過三年的鋼琴喔！這就是望子成龍的心情吧，可以感覺到爸媽對我和弟弟的期望很高。

不過，我實在是坐不住啦，只要是「文」的一概沒什麼興趣，每次上鋼琴課還都被老師罵，連一首小蜜蜂都沒辦法完整彈奏。但是，只要跟體能有關的活動，那我可就是生龍活虎啦！不僅學得格外起勁，跆拳道和游泳也都曾參加比賽、獲得名次。我的童年，就是在這樣被父母疼愛的環境中度過。

不過，我們家當然不是一直這麼父慈子孝的畫面。從小我就跟我弟或是家族裡的表兄弟姊妹、堂兄弟姐妹不一樣，特別叛逆、愛回嘴，大人講東我就往西，所以也紮紮實實挨了我爸不少棍子和藤條。而這種自我意識強烈，想走出屬於自己一條路的性格，也延續到長大之後，甚至變本加厲，走上歪路。

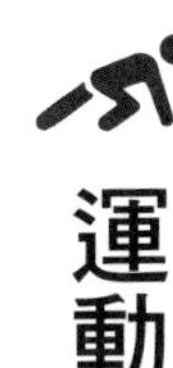

運動細胞來自老爸的鍛鍊

雖然我熱愛健身，也致力於推廣街頭健身，但對於三個兒子要不要練，一直都是比較抱著順其自然的心態，願意去嘗試、體驗，然後慢慢產生興趣，才是最重要的。之所以會這樣看待，和我小時候的經歷應該有些關係。

從小，我的運動神經還算蠻不錯，一部分可能來自先天，但最關鍵的還是爸爸後天的培養。說起來，我的父母兩人都很愛運動，連帶影響到我和弟弟。媽媽小時候是田徑隊選手；爸爸年輕時在鄉下跟著拳頭師（教導傳統拳術和武藝的師傅）練功夫，當兵時在特種部隊單位裡還學了跆拳道和拳擊。

等到我和弟弟到了學齡階段，爸爸就成了我們健身和各項運動的啟蒙老師，舉凡跆拳道、拳擊、桌球、羽毛球、跑步、跳高、跳遠、棒球、籃球、游泳、爬山……，兩個小蘿蔔頭就這麼跟著父親一起做。

由於當時的資訊不像現在這麼發達，這些父子三人間的體育課比較屬於土法煉鋼、有樣學樣的訓練方式，像是會帶我們到戶外丟籃球、打躲避球或棒球、游泳，一邊講解運動規則；或教我和弟弟做側踢、旋踢，買拳擊手套和沙包等裝備，就教起如何打拳；或者是利用兩張長板凳讓我們躺下做仰臥推舉，用自己灌的水泥啞鈴教做胸推、二頭肌彎舉動作等等。

等到我們逐漸練出興趣，他也發覺自己能教的很有限之後，便會把我和弟弟送到跆拳道館、游泳訓練班等地方，接受專業的運動課程指導。這段過程對我們日後從事運動和增加身體協調性有許多幫助，我小學會進到羽球校隊，還曾在台中市長盃羽球錦標賽中奪冠；弟弟後來成為桌球體保生，都要謝謝我們人生中第一位教練——爸爸。

運動不能當飯吃!?

儘管老爸對於陪伴我和弟弟運動這件事還挺熱衷的，但動機或許是來自運動有強身健體的好處，或是藉此宣洩兩個小男孩旺盛的精力。到了我們準備升上國中時，那可就「萬般皆下品，唯有讀書高」了，爸爸那時並不贊成我們走往體育這條路。

還記得國小我自學棒球，只是覺得好玩也沒有加入棒球隊。某天球投著投著，一間國中棒球隊的隊長大概在旁邊已經觀察好一陣子了吧，跑來向我提議：「畢業後，升國中要不要來我們學校？我覺得你很有天分。」爸爸聽到我轉述之後，「毋免！讀書就好。」立刻一口斬斷我的念頭。

至於我弟，際遇跟我就是天差地別了。他參加的球隊因為拿到市長盃桌球錦標賽冠軍，當時可以直接保送「居仁國中」的資優班，因為是資優班，所以老爸欣然同意他去就讀。日後弟弟從資優班畢業後，果然也順利升上我們中部地區的第一志願——台中一中，接著又順順地從師大畢業，成為學校體育老師。

可是，我那時參加的球隊，升上國中後只能進入所謂的「體育班」。因為這種特殊類型班級一向給人「只運動不念書」的印象，還是期望我們能精進學業的爸爸，刻意把我的戶籍遷到台中市朋友家，讓我能夠就讀風評和讀書風氣都比較好的國中，同時也認為我不應該再繼續打球。

如此用盡心思安排，爸媽想必是根本沒料到，往後他們竟得為了我逞凶鬥狠、打架鬧事而頻繁出入學校。青少年時期，我成了脫韁野馬，再也沒人管得住。

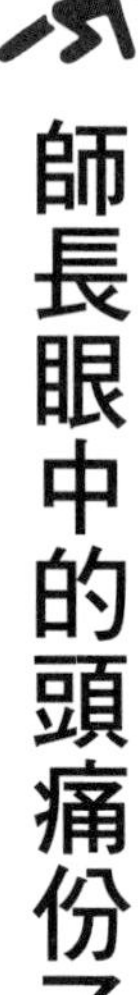

師長眼中的頭痛份子

雖然爸爸用心良苦，讓我進入一間畢業後有望進入明星高中的國中就讀。不過，事與願違，我被編入俗稱「放牛班」的後段班，不但無心於課業，更當起「老大」帶頭做歹代誌。

在國小和幼稚園階段，我就是鋒頭很健，已經習慣被別人圍繞關注的感覺。上國中之後換了學區，因為不希望受到欺壓，加上自己仗勢帶點功夫底子，所以就立下了莫名其妙的志願：要當班上最兇狠、學校裡最壞的那一個。

整個家族裡，大家都規規矩矩地謹守本分，就出我這麼一個血氣方剛、行為偏差，讓師長和爸媽都頭疼不已的人物。

光是翹課就多達一、兩百節課，時不時就溜出校園，到第一廣場（現稱東協廣場）溜冰、打撞球。抽菸大約也是在那時期學會的，打架自然也是家常便飯。還曾經因為耍嘴皮子調戲女同學，殃及無辜的家人，國一導師竟氣到在聯絡簿上寫下「兒子這麼豬哥，想必爸爸也很豬哥」之類的留言。

不只如此，因為我帶頭欺負同學、打架滋事，爸媽幾乎每個星期都會接到老師打來的電話，被要求到學校晤談溝通。

每當面對大人們的質問，用叛逆行徑來武裝自己的我，其實內心是很膽小又逞強的，都會說是因為同學先如何如何，我才會動手，不敢坦承欺負同學的事實。回到家之後，免不了被訓斥一番。爸爸還會假裝要修理我，我不認輸也作勢要跟他對打，脾氣一來還會踹門、摔玻璃⋯⋯。現在回想，覺得自己當時實在太不孝了。

從校園小霸王到街頭飆車

甚至還曾發生過將同學打到很嚴重，同學家長請警察來學校關切，佯裝要把我抓進警局。說實在，那時才十幾歲，真的是會害怕呀！但也就只是「當下」罷了，一被告誡完後轉個身，我又故態復萌、橫行無忌。

校園裡作威作福當了惡霸，還不過癮，校外我也淨做一些違法的事，無照騎車、飆車、不戴安全帽、逆向行駛跑給警察追，一樣都沒少過。仔細想想那時的所作所為，大概是源自於從小我一直期待可以和別人不一樣，所以經常透過一些標新立異、自不量力的行為來證明自己。

大家還在騎腳踏車的年紀，我就想駕馭摩托車，小學四年級時還曾偷騎呢！到了高中，看見同儕騎摩托車，我怎麼能一樣呢？當然是要換成四輪的車子囉！所以偷偷開著老爸的汽車出去夜遊也是有的。感謝老天爺，當時護佑我沒因此釀禍，對別人造成傷害。

我的國中生活，就在這些持續不斷、大大小小的衝突，以及近乎玩命的舉動中度過。說也奇怪，雖然成了所有人眼中的不良少年，爸爸也給予嚴厲管教，我卻沒半點收斂，不過也從來不曾有過翹家經驗。有時儘管會跟著一些校外人士鬼混、隨便編個藉口騙家人在外過夜，可是外面玩瘋了玩累了，還是記得有家要回。

而這些當時覺得自己很帥、很罩得住的言行舉止，如今怎麼看都是極其幼稚、害人又不利己的事，我從不諱言有這段過去。

說句玩笑話，就算想隱瞞掩飾，也不知道哪天會有人跳出來提醒你。會這樣說，是因為某次我受邀到台中市政府警察局第三分局指導健身時，「欸，你記得我是誰嗎？我是陳〇〇，你的國中同學。以前在走廊一看到你，轉頭馬上跑掉的那個呀！」一名局裡的警察過來與我相認。

頓時，記憶突然像跑馬燈一樣突然湧現。這名站在我面前的警察弟兄，國中時曾被我多次暴力相向，清楚記得那時，我是這樣做的：揪著他的頭皮將整個人拽倒在地上……。唉，這世界真的很小哪！對不起了，同學。

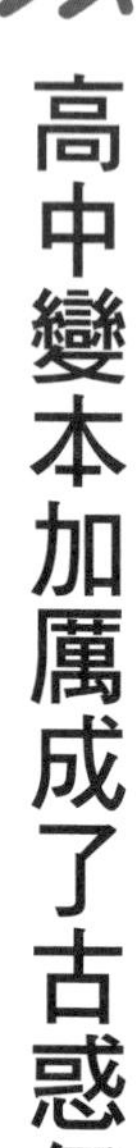

高中變本加厲成了古惑仔

我想，應該有不少孩子跟當年的我一樣，不愛讀書、不喜歡坐在課堂上，但絕非只是頭腦簡單的人。媽媽回憶起我小時候，還清楚記得我就讀國小時，曾經被推薦參加資優班考試，一路成績也都還不錯。而在那個還有聯考制度的年代裡，我是班上唯二考上國立高職的人。

國中畢業後，在幾個可以就讀的學校之中，我選擇了台中高農（現稱國立興大附農）。一來是離家近，二來是想可以幫家裡省錢。但是，在這麼多科系裡面到底該選哪一個呢？畢竟是十幾歲的男孩子，腦子裡難免有著色色的想法，心裡盤算著，讀園藝不就是種種花草或蔬菜水果什麼的，班級上的女生應該會比較多吧！這樣一來都不用糾結煩惱，我很快就決定朝「拈花惹草」的方向前進。

根本沒想到，除了可以多認識女孩子之外，我還結交到很不一樣的朋友。

雖然說一個學校的讀書風氣和教育資源，對學生會有很大的影響。不過，就像人家說的「好學校有壞學生、壞學校也會出好學生」，身為國立學校的高農，那時也是有挺兇悍的學生。尤其是園藝科男生雖不多，但全校最兇狠的恐怕要屬我們的學長了。我曾親眼目睹，學長們聚集在操場上，手拿鋤頭、耙子或鐵鍬揮舞著，本來應該用來挖土開荒的農業工具，瞬間化為打架的武器。

誤入歧途，變調的青春

另一方面，當年幫派的黑手也伸入校園裡了。剛入學時，直系的學長姐來到班上認識我們這群菜鳥小高一，其中幾個長得特別高大的三年級學長，大概是看我體格壯壯的，講起話來口氣也很衝，特別來找我：「要不要加入我們？這樣就不會被別人欺負了唷！」原來，他們都是被「青幫」吸收的幫派成員，我竟成了他們眼中的可造之材。

年少時對這樣的事沒有概念，懵懂無知，只是很單純想到國中很流行的古惑仔電影，腦中幻想著：哇！可以一群人過著刀光劍影的生活，好帥好威風，更不用怕被人家找麻煩，有何不可？從此，鬥毆、飆車、喝酒，或是跟著校外所謂的「老大」出入海產店、卡拉OK、酒吧和聲色場所，只要一有邀約，我可說無役不與。

說來也好笑，在第一學期開學頭幾天，班導師大概是看我很活潑外向，又儼然是同儕間帶頭的那一個，竟指派我當風紀股長來管理班上的秩序呢！殊不知，私底下我都在違反社會秩序。

早自國中階段，我已經開始和一些三教九流的人接觸，那時候大多是跟著班上一些家庭比較不健全的同學認識的校外社會人士，一起在茶店打屁抬槓，或是騎著摩托車到處閒晃。

到了高中，等級當然是更上一層樓，我跟著一個一中街的「老大」在夜市賣起盜版CD。那時包含我在內總共三個攤在那邊做生意，當碰到其他人也想要進駐、和我們一樣販賣盜版CD時，「顧好地盤、把攤子砸了」也變成我很重要的工作項目之一。

這樣荒誕的年少歲月，沒有隨著離開校園畫下句點。我和幫派分子難分難捨的關係一直延續到出了社會，二十幾歲更加入竹聯幫，參與討債、街頭械鬥，在台中一帶跟著黑道大哥們為非作歹。曾經在群架鬥毆時，搶走對方的開山刀，在人家身上劃了好幾刀；也曾手持鐵棍把人敲到頭破血流，送進加護病房住了好幾天……，每次都能在警察到場前一哄而散，沒有因此身陷囹圄。而家人也對我忙著四處與人「拼輸贏」的事一無所知，總以為如同我說的是在同學家吃飯、過夜。

年輕時喜歡呼朋引伴、剛烈好強激不得，別人一挑釁就異常火爆的性格，讓我做了很多傻事。不過，像是偷竊、詐騙、性侵、吸食毒品或販毒這一類的行為，因為覺得丟臉有失面子，我是始終堅持不碰的。

但是，火裡來水裡去的險惡生活，終究占據了我人生最黃金的青春時代，長達十數年。直到後來跌落谷底，發現我原本稱兄道弟的江湖朋友，並不是像我所想的那麼講義氣呀！在決定按下人生重啟鍵的同時，我才醒悟過來，從這段關係中登出。

16歲那年，憂鬱症找上了我

和一位朋友聊起過去的年少輕狂與後來的轉變，他說我的人生實在很精彩。事實上這句話只對了一半，除了精彩之外，痛苦也並行著。誰能料到，一個整天閒不住老是往外跑、帶頭打架的人，居然也會有癱在家裡、覺得自己無用，甚而出現想死念頭的這一刻。

大約是在台中高農開學一兩個月後，某天我就跟媽媽說不想再去上學了。現在我回想這件事似乎是沒有任何原因，但沒多久前和老媽的記憶相對照之下，發現應該是我多年來疾病纏身，導致記憶力受到影響，而無法想起一些過去曾發生過的事。

根據媽媽的說法是，在我發生拒學行為之前，確實曾經有這麼一個事件，或許就是引爆點。

「怎麼不起床呢？」

「我不想去上課啦！」

「為什麼？」

「同學會用不一樣的眼光看我……」

我當時跟媽媽敘述，前一天上學時，我被站在校門口的校長抓到制服沒有紮進褲子裡，面對校長詢問竟還說這樣穿比較輕鬆啊！也許是這種吊兒郎當的態度激怒了他，校長要我在隔天朝會時上台跟全校同學說對不起。

媽媽表示聽到的當下，她也是萬分詫異，可是還是答應讓我請假在家休息。怎知都過去兩三天了，我還是跟媽媽說不敢去學校。在老媽的勸說、鼓勵、半強迫下，我終於回到學校上課，但卻開始三天兩頭的請假。有時是直接不去上學，有時是人已到校，但上沒幾堂課就打電話跟爸媽求救說頭很痛要回家，偶爾他們沒來接，我就自己搭公車回家。

因病被迫退學，展開漫漫求醫路

這樣看起來很像是偷懶，逃避自己不想做的事，弟弟也說剛開始以為是我故意找藉口不去上課，或是晚上跑出去玩，隔天早上爬不起來。然而，事情沒那麼簡單！那段時間裡，腦袋不知怎麼地，充滿各種負面思想，總覺得老師、同學好像會對我不利；心情很煩悶，頭像要炸開來，對什麼東西都沒有興趣、提不起勁，晚上難入睡、睡不好也持續了好一段時間。由於曠課、請假時數已超過學校規定，高二最後一次段考前，我被學校「退貨」了。

只不過，離開學校環境後，我的狀況也沒有變好。嚴重時可以連續好幾天把自己關在房間裡，從早到晚躲起來，除了喝水上廁所才會踏出房門，不跟家人互動，就連媽媽外出工作之前幫我準備的食物也沒有吃。更因為身心極度的不舒服，我時不時就冒出自殺的想法，甚至還把遺書都寫好了。禍不單行！我還合併有恐慌症狀，一旦發作時會嚴重胸悶、無法呼吸，不敢一個人待在家，更有幾次因突然喘不過氣而被送到急診治療。

這些精神疾病在那個年代，不像現在是個很普遍的議題，所以當時爸媽並不知道我生病了，也對憂鬱症和恐慌症毫無概念。

幸好個性開朗的媽媽，還有個傾吐的管道。我們家有兩位鄰居阿姨，和老媽是很要好的姊妹淘，其中一位說她的朋友正在接受精神科的診療，建議媽媽可以朝這個方向試試看。

於是，我們把中部的大型醫院、私人診所、療養院附設門診全都走過一輪，有時是服了藥卻感覺不到成效，有些則是看診吃藥後一陣子稍微得到緩解，幾個星期過後人又覺得不舒服了。歷經多次就醫、調整藥物，病情依舊反反覆覆，不見好轉。中部跑遍治不好，又往南或北部尋醫，同樣在各大知名醫院裡兜兜轉轉，狀況也都差不多。

求助名醫帶給我的啟示

在這一段已經變成例行公事的看診服藥過程裡，曾碰到對人能付出愛心、有醫德的醫生，但也遇過完全相反的狀況。像是有熱心醫師主動留下自己診間的電話號碼，向擔憂的媽媽表示如果我又有情緒困擾時，不妨找他聊一聊。另有一位在大醫院的醫師，則是直接表明以健保費用看診的效果可能沒那麼好，建議我們到他自行開業的診所。

想當然耳，面對這麼令人困惑、無助的病況，能有任何一種可能的治療方式，爸媽和我都要一試。後來才知這樣的自費看診所費不貲，一次診療就要五、六千元，而且每個星期都要回診。更驚人的發現是，這位名氣響亮的醫師不只向我們推銷宣傳，也將不少原本在其醫院精神科就診的病患，推介到自己的診所裡。而名醫與要價不菲的治療，終究還是對我的病起不了太大作用。

多年後，經新聞報導得知，這名幫助別人走出憂鬱的精神科醫師，本身竟也為憂鬱症所苦，選擇結束生命。隨著人離世，他生前備受爭議的行徑也被揭露。如今回首這些往事，讓我不免有很深的感慨。

現在經營健身房，我也以過往這個事件做為警惕，如同「醫生沒有愛，就沒有醫德」一般，為人師者如果沒有愛，也不會有師德；今天能有機會為大家指導健身運動，除了具備專業的知識和技巧之外，我更期許自己和其他教練們都能付出愛心。賺錢固然很重要，但不應把它列為首要目標，為了錢而失去最初的熱情。

藥石無解轉求民俗，依然無法跳出循環

本來活蹦亂跳的兒子，突然間像換了一個人，成天說著覺得自己很沒用，動不動喊著想死。在接受正規醫療無法獲得改善的情況下，求助無門的爸媽自然往台灣人常說的「卡到陰」、「犯太歲」、家中風水出問題等方面聯想。於是又帶著我四處奔走求神問卜，拜拜、求籤、收驚、祭改……，所有能想到、可以嘗試的民俗儀式都做了，錢一次幾千幾萬的灑出去也在所不惜。

每做完儀式的第一天，家人覺得我眼神和情緒都變得比較穩定，以為找到一線曙光。隔天，又跟媽媽嚷嚷：「我覺得好難過喔，不想活了！」本來一直耐心陪伴、照顧我的老媽經歷的痛苦和煎熬，可能比我還多。長時間身心俱疲下，難免也會有理智斷線、情緒決堤的時候，家中水杯不知摔壞幾個，眼淚也不知流過幾回，甚至曾在我表達想死的念頭時告訴我：「如果要這樣做，我會陪著你。」

還好，我始終沒有殘害自己（雖然之後還是做了其他傷身的事）。一方面可能是因

為我也不想真正就此結束生命，但不知為何腦袋總是竄出如此負面的想法；另一方面，老爸亦不斷提醒我，「你活著不是為了自己而已，如果這樣離開了，花這麼多心思陪你的媽媽該怎麼辦？你覺得媽媽可以接受嗎？」

屋漏偏逢連夜雨

彷彿看不見盡頭的惡性循環，連帶對家庭氣氛造成影響。一向樂觀的媽媽不時啜泣，加上早期爸爸難以理解、認同「憂鬱症」這個名詞，認為男孩子哪有什麼熬不過的事，也會懷疑是否媽媽把我們寵壞導致這麼脆弱、不堪一擊（不過後來老爸也陸續接收相關疾病資訊並運用一些溝通技巧了啦！例如多關心、多陪伴、少勸說等等）。

經濟方面也是。除了就醫費用和那些冤枉錢，為了陪伴我就醫，又擔心我中途不知會不會出什麼狀況，爸媽經常是兩人都要一起出動。這樣一來，就得把搭棚架的工作放下，由別人代勞。更棘手的是，小我兩歲的弟弟在就讀高二時，竟也罹患憂鬱症。

我們兩人生病重疊的時間大約一年半，弟弟時間較短、病情也不如我嚴重，但必須帶著兩個兒子東奔西跑，也讓媽媽夠心力交瘁的了。

老媽是真的很辛苦，平時她要一邊工作，一邊陪同就醫，還要排解我們內心的焦慮。以前更發生過我或弟弟晚上沒辦法一個人睡覺，必須跟媽媽睡在同一間房裡。能想像嗎？已經是讀高中、大學年紀的人了，卻退化到幼兒狀態，一睡醒看不到大人就沒有安全感地到處找……。類似這樣的狀況，導致有時就算當天不用跑醫院，爸媽也沒辦法出門工作，同樣是要額外請人幫忙代班。

最近聊起這一段，媽媽說她那時感覺到自己憂鬱的程度，好像快比我和弟弟嚴重了，身體也常犯不舒服，頭痛、頭暈藥吞了不少。還笑說當時她心想，如果我們倆再不趕快好起來，可能就換她要瘋了。

而那時我弟真的很棒！他自覺到光靠藥物不是辦法，無法讓他徹底改變生活。雖然他本來就是體育班學生，但他下定決心養成每天運動的習慣來自救，大約是在高中過後，就不需要再服藥。

至於我，仍是時好時壞的，還染上可能讓病情加重的惡習！

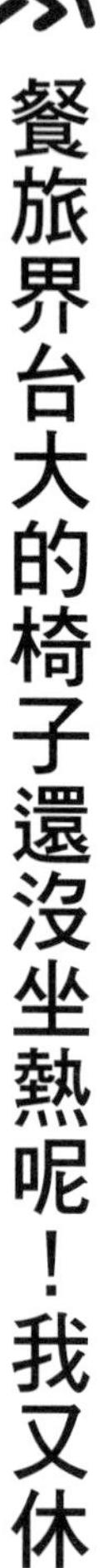

餐旅界台大的椅子還沒坐熱呢！我又休學了

病情稍微穩定一些之後，媽媽建議我還是要把學業補齊，取得高中學歷，所以我又去讀了夜校。

當然啦，我還是無心於課業。夜校改念了廣告設計，但在校期間我沒畫過一張圖，都是讓同學幫忙完成的。因為一直想著要賺錢，白天我還在太平工業區裡的工廠當貨車司機。那時的公司出車作業本來是一位貨車司機搭配一位送貨員，但我力氣夠、身手還算敏捷，後來就變成自己一個人開車兼送貨，每天搬運幾百箱的貨物。有時索性就不去上課了，從早上八點上班加班到凌晨一、兩點，週末也犧牲假期加班。

想要創業當老闆的想法，大概就是從那時候萌芽的吧！我心想：像這樣拼了命的工作，每個月收入也才三萬多，即使不吃不喝一年才三、四十萬，到底什麼時候才能賺到三千萬？

不過，拿到文憑這件事還是當下比較優先的事。升上高三後，我把有「餐飲界台大」

之稱、餐旅學校的最高學府「高雄餐旅學院」當成目標，辭掉工作，還特別找了一間專攻這間學校的補習班，展開白天泡在重考班、晚上夜校上課的日子。別誤會，我也沒那麼認真啦！因為抱著「反正離考試還有一年」的心情，高三上的半年裡，我大多數時間都會找一間沒人上課的教室躲起來睡大頭覺。讀夜校也不安分，照樣地惹事生非，在學校是以打架出了名的壞份子；下課後，又和同儕夜釣、喝酒、唱歌什麼的到處鬼混。

到了高中的最後一個學期，某天驚覺這樣好像不對，爸媽已經為了我的補習砸下十幾萬，如果我沒考上不是很丟臉嘛。於是，我決心認真讀書，從幾乎是教室最後一排座位換到第一排，一副要當乖學生聽課的模樣還嚇到補習班導師。

苦讀半年，考取榜眼、兩個月後說再見

我重拾國中考高職時那種奮力一搏的態度，早上到重考班上課，夜校放學後回家就坐在神明廳K書到半夜，累了睡一覺起來就又騎著摩托車到補習班去，那些喝酒、玩耍的場合也不再參加。放榜時，我以第二名成績考上高雄餐旅學院旅館管理科系，英文口試更考了滿分。夜校班上同學裡，只有我一個人拿到國立大學的門票。

專心一志準備考試的那段期間，或許是因為回歸到最為單純且規律的生活作息，以及心中無旁念的關係吧！憂鬱症、恐慌症都未曾再發作。包括之後我37歲在工廠上班，也是如此。所以我現在有機會跟病友們分享時，都會說其實不用花大錢或找偏方，除了**配合醫師、積極治療，堅持正常作息、堅持曬太陽、堅持運動，都會有幫助；不管是佛教、道教、基督教都好，心中若能有信仰，也能夠讓自己心靈更加穩定、平靜**。如果可以的話，**能吃素更好**。

然而，那時候的我哪能領悟到這些呢？考上後，整個人立刻鬆懈下來，開學後見到之前就認識、當時變成學長的朋友，開心地聚在一塊。他們很了解我天生愛玩、人家一揪，說走就走的個性，放學後便約我上夜店、飲酒玩樂，不到半夜或天亮絕不罷休。

人生中第一次離家，是因為成了高餐的學生必須住校。怎料，我苦讀半年搶下的入學門票，無法被善加利用，走沒幾步路呢，就折返到入口處。上學不到三個月，在毫無預警的情況下，我憂鬱症再次發作，身心極度不適，不得已只能辦理休學，又回到台中大里家鄉。

全台首創！發現商機無限的新藍海

敵不過憂鬱症病魔的侵襲，20歲時我再次向校園生活告別。消息傳到之前的升學補習班老闆耳裡，他大力邀約我投入職場，擔任補習班招生人員。

為什麼堂堂補習班老闆要招募一個因病無法上學的年輕人？話說，早期的補習班因利益龐大，有些會出現黑道介入的情形。那時這位老闆也是有在混的，沒上課的時候就會帶著我們幾個男孩子一起出去和老大喝酒、吃飯，需要打架、討債的人手時，我們也就成了小弟。大概是看我平日沒發病時反應快、能說善道的樣子，更何況還有「曾經考取高餐」這項可用來說嘴的經歷當作招生利器呢！

工作兩年左右，我觀察到過去所有補習班發傳單的做法，都不夠有效率！以往補習班人員只能站在校門口附近遞發，但無法百分之百地讓學校每個學生都可以拿到。此外，假設某一波傳單是把特定一個年級或科系的學生列為招生重點對象時，要怎麼確認能精準發到目標族群的手上呢？我突發奇想：如果可以把傳單直接塞進學生座位的抽屜裡，隔天學生一到班級上就能直接看到，不用擔心他們拒拿或每次拿了隨手丟在馬路上的行為。

當我向身邊的人提出這個idea時，老闆說：「沒有人這樣做的啦！」同事勸告：「不要想東想西，把招生搞定就好。」媽媽也因為有些擔心而不太贊成。這些回應非但沒有打消我創業的想法，反而成為一股強大的推力，不服輸、想做就是要做、一定要證明給大家看的個性使然，我辭掉了補習班的工作，身上帶著名片、簡介，開始挨家挨戶拜訪補習班毛遂自薦。

從單打獨鬥到團隊合作

畢竟這是一個從來不曾有過的大膽做法，儘管我拿著印了「全能海報中隊——能人所不能，使命必達」標語的價目表，口沫橫飛、自信十足地介紹推銷，卻可以感覺那些補習班聽到時都是滿心疑惑，後續也沒有生意上門。開發將近一個月後，終於有客戶願意委託給我了！由於效果不錯，名聲也就漸漸傳開來。

初期，只有我單槍匹馬一個人，必須在晚上摸黑翻牆進到學校裡，搞清楚各樓層配置後，再繪製成詳細的教室分佈圖，接著研究如何爬到目標樓層，最後完成任務。除了載運傳單的代步車和像是破壞剪、折疊梯等工具的初始創業成本之外，這個工作幾乎可說是無本生意，全憑勞力和膽量就能賺進鈔票。

隨著派報事業越做越大，後來也陸續招聘了新員工和工讀生，連我當時還在就讀師範大學的弟弟都來打工，更把他系上的同學和以前在台中一中、現在成了醫生的同學都找來。有時一個晚上就得出動兩、三台車，經常是四、五個人或多達十個人分頭潛入校園內塞傳單。

不怕黑、不怕死、不怕鬼

過程中不乏許多驚險時刻，大多都是被學校警衛或教官逮到。曾遇過警衛直接通知警察，做完筆錄之餘，隔天還要到學校向校長道歉；還有一次剛好被頂樓女生宿舍的同學看到，一群老師和女同學全部衝下來準備抓人，那時我心想如果因為這樣上新聞實在太丟臉，只好死死地緊抓住教室外牆躲到他們搜尋結束為止；也有過梯子被警衛給藏起來，在我再三保證真的只發傳單後，心軟地讓我進到校園完成工作；一次員工甚至被抓到、直接送了地檢署，經證明沒有偷竊學校財物後才全身而退。

有趣的是，某次我到學校道歉時，一位主任十分好奇為什麼我們可以這麼輕鬆就翻進學校裡。「唉，你們校園裡有很多治安漏洞呀！」當時我隨便跟他比了幾個地方，「這邊啊、還有那裡，都很好爬進來。」之後這間學校便在我說的幾個地方加裝上監視器和警報器。這位主任沒料到的是，我為了日後能繼續為補習班發傳單，其實保留了一些地點沒跟他講啦！

而這也是一個用生命在換錢的工作。我們在教室門上鎖的情況下，必須利用教室另一側外牆上忘記關閉或鎖起來的窗戶爬進室內，再將門打開才能順利作業。身上哪會綁什麼繩索呢，也不會有其他安全措施，就像是電影裡徒手攀爬的蜘蛛人，只是缺了射出蜘蛛絲黏住牆壁的技能。因此，以前曾發生過一名員工從三、四樓失足摔下，當場頭破血流，腿斷了、脾臟也破裂，住進加護病房療養好幾個月。

由於經常工作到半夜，也有讓人毛骨悚然的情節。有次我和員工一起在教室工作到凌晨約三、四點時，猛然看見一個頂著白髮、全身穿著白衣的人影，一邊走動還發出刷～刷～刷的聲音，天啊！是撞鬼了嗎？兩人驚嚇不已，只得加快塞傳單的速度，還一面商量如果又碰到鬼該怎麼辦……。事後找機會向學生打聽，真相大了個白！原來這間天主教學校裡有位老牧師都會在那個時間點起床，而且習慣在走廊散步當作運動。

所以，我都說這一行需要不怕黑、不怕死，也不怕鬼，否則做不來！另一方面，這也是個遊走在法律灰色地帶的工作。當時敢如此大膽地私闖教室，一來是學校設備不像現在這麼完善，二來是我早前就先探詢過兩個法律系畢業的親戚，得知只是單純溜進校園發傳單，不會有太嚴重的刑責，加上自認我不偷不搶不騙，努力工作並沒有錯。

如今回頭看看當初的自己，真是井底之蛙！這種方法雖不至於被嚴懲，但怎麼說還是危害校園安全的不良示範，也驚擾到許多人。然而，那時太過自以為是，又初嚐到金錢滾滾而來的甜頭，我的心和眼早被蒙蔽。

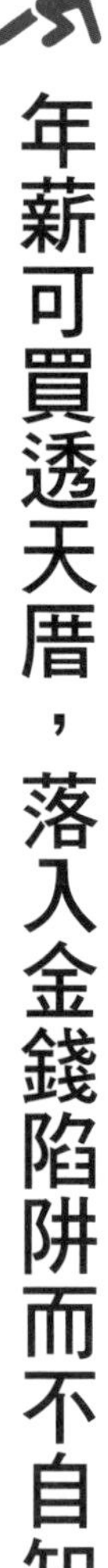

年薪可買透天厝，落入金錢陷阱而不自知

從小時候開始，我就有很強烈的賺錢慾望，拼命抓住每一個能打工的機會，讀國小時曾到加油站、國中時期在同學家開的工廠、高中去了KTV打工，就連高三病發後被退學那段時間，也到餐廳裡當了一年多的學徒。但是每每拿到薪水，心中總是不滿足，「要到哪一天才能存到三千萬」的想法始終揮之不去。

在創立獨門的派報事業後，我感覺看到了希望，自己的理想或許有機會實現！創業約莫兩三個月後，透過客戶口耳相傳，業績飛快成長。短短時間裡，整個一中街水利大樓內的高中升大學補習班，包括現在投資小龍健身房的超哥以前經營的補習班，全都把傳單交到我的手上。

全盛時期自新竹到嘉義，幾乎所有升大學補習班都是我的客戶。那時固定週間在台中、星期六、日往外縣市拓展，有時單單是跑外縣市兩個晚上就可以賺進十幾萬。在距今二十年前，一年收入差不多可以買下一間台中的透天厝，月收入最好時更曾破下百萬。

在此之前，我只是個月領兩三萬的小員工，這時自覺不可一世，說起話來也變得囂張狂妄。

「我跟你說啦！我這是用命在拼的喔，是很專業的技術，全台灣你也找不到第二個人了，只有我能做！」由於台中是我的主場，遇到外縣市客戶對我提出的價格有些遲疑時，往往幾句話就是要他乖乖買單。還說自己只發重點學校，在把傳單交給我之前務必要全部整理好等等，以為比別人厲害，越加傲慢跋扈。

燈紅酒綠，糜爛度日，失敗相隨

直到這幾年來，度過人生低潮、看遍人生百態後，想想一天賺幾百萬、幾十萬的大有人在，我不過是這個世界裡很渺小的一粒微塵罷了。但那時年少得志，只要手伸進褲子裡，右邊、左邊、後面的口袋都能掏出一整疊鈔票或是客戶給的支票，買名牌、開名車，動輒請客吃喝玩樂，沉迷在金錢物慾之中。

達成賺錢夢想之餘，旁人認同更加深了我的驕矜自大。最初不看好我的補習班老闆成了我的客戶，叫我別想太多的同事後來加入了派報團隊，也讓原本反對的爸媽跌破眼鏡，身邊的朋友更是越來越多（當然都是些吃喝完拍拍屁股就走人的酒肉朋友）。從高中讀夜校時期便貪好杯中物的我，逐漸得意忘形，在不用工作的日子裡，鎮日買醉，喝到早上、中午，一到下午又接到電話，「余董，晚上要去哪裡喝？」「賢哥，待會到哪happy呀？」我開始花天酒地，有人邀約賭博也去，肆意揮霍錢財。

自22歲之後的將近十年，除了派報社之外，好大喜功、不滿足現狀的個性也使我以創業當老闆為樂。25歲時加盟氣球派對用品專賣店，讓原本擔任專櫃銷售人員的前妻，能過過當老闆娘的癮；32歲那年，我又憑著重度憂鬱請領到的身心障礙手冊，頂下一間彩券行，以為聘請店員就能輕鬆獲利。

而這些副業，隨著我的漫不經心、疏於管理，皆一一告終。

無心經營、朋友背叛，人生一場糊塗

全能海報中隊派報社創立五、六年後，一個以前在補習班一起招生、後來也加入派報的同事，運用了我手把手教他的技巧，也做起一模一樣的生意，而且還削價競爭搶客戶。

雖然我心中隱隱有了些危機感，卻沒想要積極作為，只覺得自己對朋友掏心掏肺、講義氣，換來的竟是被反咬一口，於是持續用酒精來麻痺痛苦，希望能忘掉這些煩惱與不如意。

創業約十年後，我已經很少親力親為、自己翻牆發傳單了，只有需要跟客戶接洽或應酬時，我才會出現。其他時間裡，我不是在喝酒的場合，就是已經醉醺醺、正在呼呼大睡。

可想而知，事業就剩走下坡一途了，接著我又去澳門賭博，把帶去的上百萬在一天裡輸了個精光。派報社幾位主要的幹部，眼見跟著這樣一個人不會有什麼未來，也一一離開；由於酗酒關係，我的身心狀況也變得極差，因恐慌症發作而完全不敢開車，沒辦法帶著留下的新人去發傳單。曾經輝煌一時的事業，就此黯淡。

雖然已經有這些慘痛的教訓，我還是沒能學乖。派報工作結束後，我在一中街「老大」牽線下認識一個新朋友，帶著身上僅餘的一百萬出頭，合夥投資他的二手車行。但我什麼事也沒做，依然整天跟著朋友吃吃喝喝，還以為陸續能有回收。最終，錢如同丟到水裡一般，連噗通的聲音都沒聽到，有去無回。

這下子，我會破產耶！此事非同小可。我急忙找「老大」來喬，未料他竟說：「你啊就想開一點吧！就是因為有憂鬱症，才會讓你對這些事那麼想不開……」

二〇一七年，公司解散、錢沒了；前妻早在婚後一年多、二兒子還沒滿月便已離異，那時把房子車子全給了她；自以為過去真心對待的「兄弟」理應要情義相挺，結果卻令人心灰意冷。

PART 2

心不放棄，健康幸福自然跟隨

我的人生曾跌到谷底，數度懷疑自己、失去信心。

不知道前方是否還有未來……

然而，就在開始學習健身之後，

我重獲身心上的自由，更遇見了真正的幸福！

如今，我希望自己也能給予他人幫助、支持，一起找回身心健康！

重重一摔後再爬起，老闆變員工

在那段看似風光得意、要什麼有什麼，不時還摻雜著火爆衝突畫面的十來年裡，憂鬱症並沒有離開我，每一年還是會多次突然地發動猛擊，使我動彈不得、無法邁開步伐，就連家中的客廳也到不了。

這次，更是致命的一擊！我從眾人前呼後擁的雲端直摔落至谷底，變成一個即將步入中年卻身無分文，只能回家投靠父母的 loser。而且，我不是孑然一身，還一手牽著一個兒子。那段時間裡，我只聚焦在自己所失去的，徹底把愛我的爸媽、支持我的老弟、需要我關懷保護的兒子全都拋在腦後，成天龜縮房間裡，一到晚上就用安眠藥配酒來麻醉自己。曾想過能否從此睡去、不再醒來，甚至在腦中演練過各種自我了結的作法。

「千萬不要做傻事啊！你還有兩個兒子，他們已經沒有媽媽了，你不會想要他們也失去爸爸吧？」多虧老爸老媽的溫馨喊話，將我從混沌中拉回現實，提醒人生還有未盡的責任。

每到夜深人靜，痛苦萬分又閃現結束生命的念頭時，我便會打開房門看看兩個熟睡中的兒子，讓自己能有繼續活下去的動力。

先從工廠作業員做起

既然要過活，總得先找份工作吧！但是，點開每一個求職徵才網站，上面列的條件我一概不具備。大學相關科系畢業，沒有！可熟練操作Word、Excel、PowerPoint……我連怎麼使用都不會。十幾年來，我已經習慣坐在老闆這個位置，而且通常只出一張嘴，沒學歷沒關係，也毫無一技之長，再加上恐慌症在身，無法離家太遠。

念頭一轉，反正我只要找一份能繳貸款、養活自己跟兩個小朋友的工作，那麼隨便在家附近的大里工業區找找，從作業員先應徵起也無不可。二〇一七年的十二月一日，我順利進入一間生產機械零配件的工廠上班。並且還在勞工體檢中發現報告滿是紅字，身體經過我多年作息不正常、菸不離手、嗜酒成性的摧殘，血糖、血壓、血脂、肝指數全都超標，當時醫生說可能要開始服藥，以免演變為糖尿病。不想在已經吞下一大堆精神科藥物的情況下再增加負擔，我斷然拒絕了醫生的提議。

對我而言，到工廠上班只是一時的權宜之策，心態跟以前沒什麼不同，仍舊是一意孤行，不接納他人的意見。所以，儘管醫師都已提出嚴正的警告，下了班之後，我照樣藉著喝酒，想辦法麻痺自己從老闆變員工的感覺，隔天再吞三、四顆鎮定劑拖著行屍走肉般的身體去上班。

慶幸的是，在那樣一片對自己失望也看不見未來的灰暗之中，一個與我非親非故的貴人伸出他溫暖的雙手，讓我得以支撐下去。

工廠裡負責帶著我學習的師傅，一步步教導我如何操作機台、判斷鐵塊尺寸是否合格等細節，和善又有耐心。當初若不是他，我想自己或許很難熬過最艱難的時刻。

唯有處在低谷時，才能更深刻體會到人情冷暖，看透人性的現實。在工廠將近一年的時間裡，除了電話行銷和家人以外，我的電話從沒響過也沒不曾收到簡訊，都要懷疑手機是不是壞掉了。雖然我本就有意遠離過去那群江湖弟兄，但如今幾乎無人聞問，令人萬分感慨。

菩薩面前許願，立志洗心革面

二〇一八年二月農曆年假期間，我帶著就讀小五的大兒子兩人搭火車北上，到苗栗一位朋友家中拜年。深諳我無酒不歡的個性，朋友備齊多款美酒招待，好久沒有如此放鬆了！當天晚上威士忌、高粱、自釀藥酒都來一點，開心地把酒言歡，直接夜宿朋友家中。

隔日起床，一陣頭痛、心悸襲來，恐慌症疑似蠢蠢欲動！考慮到大里家中還有親戚朋友需要接待，我得和兒子趕快回家才行。但就在搭乘火車時，不適症狀加劇，瞬間又出現胸悶、吸不到氧氣等瀕死的感覺，我急忙一口氣吞下五顆鎮定劑，卻已來不及抑制。實在無法繼續待在密閉的車廂裡，我拉著兒子趕緊下車，一時間氣力盡失、就地倒下，整個人躺平在大肚火車站前的地板上。

「爸爸很不舒服，先在這裡躺著休息喔！」看著不知所措的大兒子，我用僅存的力氣出聲安撫。乖巧貼心的孩子就這樣默默坐在一旁等待，約三十分鐘後藥物終於發揮作用，症狀稍有緩解，我便趕緊牽起兒子攔了計程車回家。

戒除酒、賭惡習，從零開始自學健身

一到家，我立刻倒頭入睡，直到凌晨一、兩點驀地醒來，再也睡不著，於是走到房門外的神明廳呆坐著。抬眼一望菩薩莊嚴慈祥的面容，剎那間我對這樣的自己感到深惡痛絕，我是怎麼會搞到一無所有，讓兩個孩子沒有了媽媽？我為什麼把身體弄得如此糟糕，還狼狽地癱軟在人來人往的火車站，而年幼的兒子居然得陪著我經歷這些。

過去醫生再三告誡不可喝酒，警告若我飲酒，憂鬱症一定不會好；也有幾個真正關心我的好朋友勸勉我酒少喝一點；一位從事房地產工作的朋友，在我事業正盛時，建議把飲酒作樂的錢存起來或適當投資都好，但我選擇掩耳不聽。

憶及過往，內心悔恨不已，咚地一聲，我在菩薩面前跪下並發願日後要戒酒、戒賭、吃素，如果能恢復健康、遠離憂鬱症，願意一輩子盡己所能幫助他人，祈求菩薩庇佑我完成。

隔天，我便開始實現對菩薩的承諾，並思索讓自己變得更好的方式，上網搜尋各種改善憂鬱症的做法，發現運動會是一個解方（唉！這點弟弟早在高中就體認到了）。

其實自罹病初期，我就會從網路上蒐集相關資訊，不過通常都是著眼在該找哪位醫生、有哪些新的治療方式，連重覆經顱磁刺激（rTMS）還處於人體試驗階段時，我也嘗試過了。這一回，或許是神真要助我吧！想到以前曾聽說運動會使人產生腦內啡、多巴胺等物質，減輕憂鬱，就往這個方向去爬文。

忽然間，跳出「街頭健身」大神 Frank Medrano 的街頭健身影片，一來驚訝於「一位素食主義者竟能把自己鍛鍊得這麼棒」，二來抱著「如果我也能好好訓練自己，說不定病情會有所好轉」的期待，於是我決定試試看。

想學習街頭健身卻沒錢請專業教練指導，我只能採取上網自學、看著影片依樣畫葫蘆的方法，並擬定一套能規律練習的計畫。當時我在工廠的班是下午四點半到凌晨十二點半，我會在上班前先練兩小時，下班之後又跑到家後面的河堤再練一小時；遇到周末假日，則是每天各練六個小時，從無間斷。

堅持不懈，只為「改變自己」

「你看！我要練成他這個樣子。」當立志要運動健身那一刻起，我便拿出手機展示 Frank Medrano 的影片，也理了跟他一樣的大光頭，企圖讓身旁的家人、兒子、朋友、同事知道我的決心。記得大多數人的反應都是禮貌地笑了笑，沒特別講什麼，可以猜測他們應該不是很看好，畢竟那時候的我體重將近90公斤，身材未免也跟大神差太多了吧！同事下班騎摩托車經過河堤，看到我正在練習的模樣，有時提出吃飯喝酒的邀約，都被我拒絕。「麥擱練啊！整天練那有什麼用？」偶爾也能聽見這樣的話。

此外，因多年服用過多藥物的後遺症使然，我的運動能力和平衡感都比一般人差，練習動作屢屢失敗。各種誘惑、澆冷水或阻礙，都無法動搖我的意志，憑著「我要改變，待在工廠當員工不是我要的人生」的信念來激勵自己，勤看國外健身影片、蒐集相關文獻，無論如何都不放棄、持續訓練。

我說不想一輩子在工廠工作，並不是指作業員、技術員這些基層職務不好，每一個正正當當、靠自己力量把事情做好的職業，對社會都是很重要的貢獻，絕對值得被尊重。最主要是我天性喜愛自由，一心追求有主導權的工作；而工廠裡必須服從指令、一成不變的產業型態，以及整天必須面對冷冰冰的機台設備，都讓我備感痛苦。

由於最初找這份工作僅是為了能填飽肚子，接觸後又發現沒有興趣，後續就不會再摸索或精進，自然也看不到前景。但是，對於能有這番經歷，我心存感恩，若非如此，我或許無法體認到自己需要徹頭徹尾的改變，也或許沒有機會踏入街頭健身的世界裡。

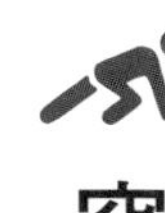

突遭資遣，反成生命轉捩點

雖然我對工廠作業員的工作並不喜歡，可是仍然盡力完成例行性的事務，而且每天提早到班也不早退，公司擬訂的業績都有達成。唯獨有一項，大概會讓所有公司都跳腳的，就是我完全不配合加班。不願意加班，一方面是因為每天整整八小時的工作已經讓我感到很痛苦，另一方面也想要抓緊時間把健身練好。

二〇一八年十一月左右，工廠因訂單量銳減開始啟動裁員，起先是大夜班的同事。那時心中隱隱有些預感，堅持不加班的我，應該就是下一個了。果然等到要針對中班作業員進行裁員時，首當其衝的就是我啦！不過老實說，這件事並沒有對我造成太大衝擊，唯一有差別的可能是沒領到年終獎金而已。

因為，早在吃素戒酒、認真健身之後，我便暗自確立了未來的方向：這輩子若不是有發生其他重大轉變，我想要朝健身之路一直走下去。所以已做好隔年離職的準備，在被公司裁員的前一個星期到銀行辦理了信用貸款，打算自己出來創業，從事健身教學工作。

很幸運的是，這筆三十多萬的款項剛好就在那個時間點拿到了。加上我有身心障礙證明又撫養兩個小孩，在非自願離職的情況下，足足領到九個月的失業補助金。幸虧有這些錢做為我的創業基金，才能撐到今天。

缺乏系統性訓練，渾身傷痕累累

六年前自學健身，除了是因為沒有餘裕可拜師學藝之外，也是當時專門指導街頭健身的教練十分缺乏，僅能自己透過最簡單的方式土法煉鋼。即便事先做了功課，但只是靠著網路有限的影片資源毫無系統地學習、傻傻地苦練，甚至連非常重要的熱身和收操都不知道要做，摔倒、碰撞成了家常便飯，手腕、肩膀、脊椎等部位處處都是傷。

還有一次，自以為既然能在地板完成倒立動作，那麼雙槓倒立也不難吧？不料人竟直接摔下躺在地上，全身無法動彈，最後被家人抬到醫院治療。這些慘痛的經驗讓我清楚感受到初學者最基本也最重要的需求，因此激發我後來致力拍攝一系列健身影片，不僅示範動作，也融入大量運動安全知識，希望能夠幫助健身新手少走一些冤枉路。

人生必須經過歷練，才能看清別人和自己

二〇一七年窮途潦倒的我，原本自覺不具備任何專業技能，工作只求餬口，對未來根本不抱盼望；卻在接觸、學習健身之後，想起自己並非完全沒有專長，至少在運動這方面是稍有天賦的。比方說我從小就是家族當中運動神經比較發達的一個，學生時代上體育課時，無論老師是教跑步、跳遠、跳高、躲避球……，和班上其他同學相比，我一向都能做得更出色。但是，青少年階段到成年後的我，未能善用體能上的優勢，還活生生糟蹋了這副身體，以至於練健身時反倒比許多人來得更吃力。然而，此時身體上雖遭遇些許困難，可是我的心理狀態獲得了前所未有的改變。

勤於健身後約半年左右，我所服用的憂鬱症藥物從之前每天十幾、二十顆，逐次減量；到二〇一九年更有一段時間完全不需吃藥（當然這都有跟主治醫生討論過的喔），伴我多年的憂鬱症和恐慌症亦不曾發作。

自家車庫教健身

我一向很喜歡「**心不放棄，身體就會跟隨**」這句話，因為我曾**親身體會堅持的力量能夠克服艱困**。光是第一個動作「倒立」，天天練天天摔，花了一年多時間才成功。倒

立練成之後，覺得有些信心了，加上持續鍛鍊、戒酒吃素的關係，胖胖的體態逐漸瘦下來，肌力也明顯增加，接著再練暴力上槓、前水平都不成問題，感覺應該沒有什麼動作是我練不起來的了。當時心裡踏實許多，也有自信在考取教練證照之後，或許就可以開班授課。

被資遣的隔年二月，我在臉書成立粉專並公開貼文，簡短描述自己罹患憂鬱症和健身的故事，搭配幾張赤裸上半身展示肌肉的照片，便收到粉絲詢問是否能指導街頭健身的私訊。還記得第一個學生是一位在移民署任職的教官，跟著我在我大里家中的陽台學了快兩年，相當克難。後來又陸續教了幾位對健身有興趣的學生，收入變得比較穩定，我開始思索能不能有更理想的場地。

由於手邊還未有足夠的資金，究竟能招到多少學生也是未知數，不敢貿然承租店面，決定和家人商討，將家中一樓前方的挑高室內車庫整理成健身房。儘管那時爸媽和弟弟都不太贊成，一想到住家總是有不認識的人進進出出，可能有隱私和安全上的疑慮，也是可以理解的。但是一直在陽台教課也不是辦法，最後在我軟硬兼施下，還是照著我的想法進行了改造，簡單焊接單槓後，再添購幾樣基礎器材，打造出一個頗為陽春卻也堪用的車庫健身房了。

公園免費授課，鼓勵更多病友走出來

以前，除了家人和非常親近的朋友之外，很少人知道我罹患憂鬱症的事，就連家族親戚也一概不知。多年前選擇在社群媒體上昭告大家，覺得像是一種解脫，同時也是為了完成我對菩薩的承諾——幫助他人。

在家授課是一對一的教學，若想要把街頭健身推廣出去，並且還能激勵心理疾患的病友們一起讓身體動起來，就需要一個公共的場所。那時家附近的仁堤公園跟廢墟簡直沒兩樣，常有遊民、醉漢徘徊不去，如果能夠妥善打理利用，相信對社區居民也能帶來好處。

所以，我首先拜訪我們家這邊仁化里的陳宗興里長，向他坦承我曾是個重度憂鬱症患者，在接觸街頭健身運動後，身心重獲新生，「我想要在公園免費教民眾健身！」他一口氣答應：「好！我來爭取。」聽了我的計畫後，用心做事的里長火速地聯繫了大里區區長及尋求議員的協助，後續設置了路燈、軟墊、單槓、雙槓等等設施。此外，里長也將活動訊息印製成傳單發送給里民，我則是在自己的FB社團及大里人聊天室社團上宣傳。

由於公家機關簽核、跑流程需要一定的時間，在等待建置完成的一年裡，公園裡什麼器材都沒有，該怎麼辦呢？只好把我先前用在自宅教學的可攜式單槓／雙槓和戰繩帶至現場，也跑到吊車行去索取廢棄的汽車輪胎作為訓練工具。

團練最多曾一晚聚集六十人

於是，每逢星期二和四的晚上七點到九點，便可見到我們一群人在公園團練。回想第一次上課時大概來了五位民眾，而其中一個不但與我成了好朋友，後來更成了投資我第一間健身房的老闆。

公園免費教健身的訊息慢慢擴散後，最多曾有一次來了將近五、六十個人的盛況，而為了方便交流互動所成立的Line群組，至多達到兩百多位成員，有軍官、警官、消防隊員及來自各領域的企業家等等。

既然是一個完全開放的場地、無須支付費用的課程，沒什麼約束和強制效果，很自然地，參與的學生流動率也很高，會有各種因素和狀況發生，例如曾有某個冬日，我和老婆、兒子苦苦等候多時，最後卻沒半個人到場。「反正教練都會固定在那邊嘛！那我有空想去再去就好了」，我想應該有一部分人多少是抱著這種心態的吧？而且健身和跳舞或其他體能活動相比，運動強度稍高一些，尤其初學者通常在訓練完的二或三日內會出現延遲性肌肉痠痛，導致或許在公園練習當下覺得很有趣，但回家後因痠痛不已便索性放棄、不再出現，這種情況也是有的。

集結眾人之力做好事

回頭看看公園教學的這一段過程，我覺得依然是一個很正確的抉擇。這很像是把一顆小石頭丟到水裡之後，水面漣漪一圈圈向外擴大，慢慢生出更多的連結。

在這裡，我結識了許多一路相挺的團友、遇見未來的老闆，也達成我最初的期待：憂鬱症病友願意走到公園來參加健身團練，讓我能將自己對抗病魔的經驗與心路歷程分享出去，企盼病友們了解憂鬱症並非不治之症，也不可怕，在適當正規的治療下，再搭配運動是可以有效改善的。

有個正面的例子可以跟大家分享。當我在FB社團貼出「免費健身教學，鼓勵病友走出來」的文章後，翌日早上例行性地在河堤倒立曬太陽時，便遇到第一位病友。他拿出手機確認是我之後，淚流滿面訴說自己自大學時憂鬱症發病，到30幾歲還是沒能正常生活。我邀請他跟著我們一同運動，也陪他聊天、就醫。如此堅持不到一年，他的病情有了長足的改善，已經可以出門上班了。

因著公園授課所開啟的善緣，三、四年前我又起心動念和幾位團友、里長、立委一同成立「小龍身心關懷發展協會」，希望能藉由團體的力量積極地幫助更多人。

起初的願景是想透過我自己賺來的錢，再加上募款來推動一系列的公益講座和活動。說來實在慚愧，一開始僅有滿腔熱血，卻想得不夠周延，等到創立之後才想到募款這件事，牽涉到金流公開的透明性，資金去向要能禁得起檢視，而這部分我還沒有頭緒；又因成立後沒多久碰到疫情來襲，協會運作便停擺至今。

現在我只能憑一己之力（再加老婆）往善的道路走去，期許有朝一日，我能讓協會發揮更大的作用，不辜負大家當初未取半分酬勞、盡心盡力的促成。

相隔二十年，和那個「好香」的女孩重逢

「嗯！好香喔！」就讀高職時期的我也是挺幼稚膚淺，每次只要經過暗戀的女生身旁，總會忍不住用力深呼吸一口，用這種誇張的舉動和言語吃吃豆腐。但這不能怪我呀，這個女孩子身上就真的很香嘛！

擁有一雙大眼和白皙皮膚，性情又很溫柔的她，是我在高農的同班同學，也是當時的校花。從高一時就很喜歡她了，但或許是因為很在乎，或者是我太膽小，即便我是學校裡的風雲人物也頗有異性緣，還是覺得大概沒辦法追到她。後來選擇先「分散投資」，追了其他幾個女生，就是沒能提起勇氣向她告白。等到我因病退學後，從此兩人也就斷了聯絡。

後來的日子裡，偶爾也會想起這個女孩，甚至曾經在臉書嘗試用她的名字搜尋，都沒能找到人。

在我公園教健身那段時期裡的某一天，正開著車載媽媽出門，突然手機畫面跳出臉

書加好友的通知，因為顯示的用戶名稱「樂樂」，是我完全陌生的人，再點開大頭貼照一看，這個人怎麼有些面熟!?

「請問我認識你嗎？」糊塗如我，根本想不起來她到底是誰。對話框接著跳出：「如果沒有記錯的話，你應該是我高農的同學喔！」

二〇一九年的夏天，距離那年少輕狂的歲月已整整二十年，我與當年的夢中情人意外重逢了。

找到靈魂契合的另一半

原來，樂樂也是透過FB社群網站得知我的消息，才試著連繫看看「這個在即將升上高三時，突然莫名消失的男同學」。對於曾罹患重度憂鬱症、如何荒唐度日、又是怎麼遭逢人生低谷的過去，我皆直言不諱，也發現面前的這位成熟女性依舊跟我印象中一樣溫婉可親；同時，我們還有相同的習慣與興趣：吃素、運動。

直到如今，我深深感覺菩薩真的對我太好了！不但給了我重生的力量，讓我找到終身志業，也把相伴一生的摯愛送到我的身邊。

一般戀愛時，女朋友難免都會有心情不好、任性、耍小脾氣之類的舉動。但自從和樂樂交往後，反而是我偶爾會有些情緒或發脾氣，未曾看過她有任何不耐、抱怨和計較。有時我因教課忙碌無法接送兩個兒子上下課時，也是由她代勞。「能否用心善待我的父母和孩子」，是我非常在意的一點。離婚過後我當然也交過幾個女朋友，大多數在知道我有兩個小孩時，剛開始都說沒關係，可是之後可以明顯感受到她們無法真心對待與自己流著不同血液的孩子。

交往約半年左右，我們決定牽手共度人生。猶記稟告雙方父母時，岳母本來有點擔心兩人這麼多年沒聯絡，在一起不過六個多月，「要這麼快就結婚嗎？是不是再考慮清楚一點比較好？」的確，我的第一任太太同樣是交往沒幾個月就結婚，且兩年後又離婚了。

但那時候的自己並不成熟，個性十分衝動，和前妻是在不很了解彼此的情況下奉子成婚，也都缺乏凝聚家庭的共識。但這次完全相反，我與樂樂是真心喜歡、愛護對方，有共同的喜好、信仰和目標，也清楚知道自己未來的人生要怎麼過。

我誠懇真切地向岳父母說明我倆的想法與決心，總算獲得兩老首肯。在二〇一九年樂樂生日的這一天，也就是十二月的第二天，我們辦理了結婚登記。

感謝老婆那一年主動按下好友邀請發送鍵，在我沒錢、僅能花幾千塊簡單訂製刻上兩人英文名字的對戒後還願意歡喜下嫁，婚後更是無條件做我最堅強的後盾，任勞任怨地打理我們一家大小的生活，無論運動、健身房創業、演講場合，總是給予我百分之百的支持與陪伴。

有人說我「能娶到這麼好的老婆，應該是上輩子修來的福份」，想想這句話實在是蠻有道理，否則依我37歲之前那樣的「匪類」，哪可能有這麼好的福氣呢！

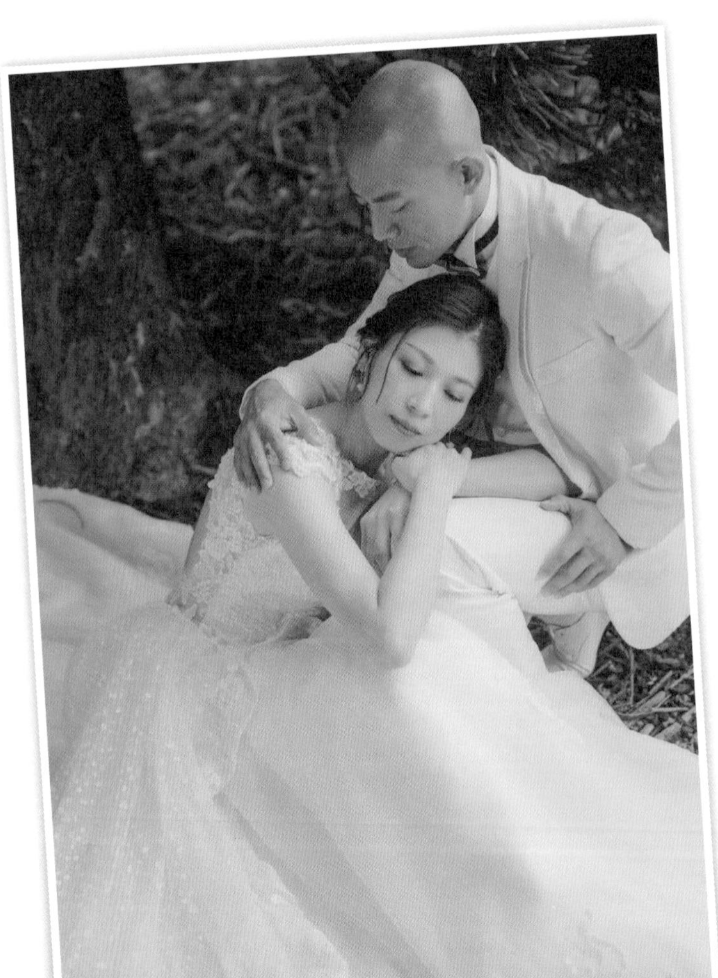

首開健身房不成，慘賠百萬

在公園教健身，結果碰到富豪隱身在學生群裡，之後又願意出資助我完成開設專業街頭健身訓練場的夢想，這大概就是所謂的「無心插柳柳成蔭」了吧！

年紀約四十出頭的C先生，從公園健身課的第一天開始，就和我們一起做訓練了。他的外表穿著跟一般人無異，每次總是騎著摩托車代步。因為年齡和個性相近，我們倆越來越熟，逐漸變成好朋友，他也常到我家來談天說地。幾次下來發現，怎麼每一次我家門前都停著不同廠牌的進口車，一下子奧迪、賓士，一下子福斯露營車，有時則是很瞎趴的重機。一問之下才知道，原來他是家裡開工廠的超級富二代。

「那你有興趣投資健身房嗎？」我想C先生也這麼喜愛健身，便提出合夥創業的邀約，他很爽快地答應了，也講明我出力出技術、他只管出錢。當時的想法太天真單純，以為只要有個比較寬敞的空間，再添購幾組新的運動器材後，就能一圓開業夢。沒有經過審慎評估和計畫，一頭熱就往前衝的後果，讓我再次嚐到苦頭，上了一堂燒掉上百萬的創業課。

租到違章建築，還未招到學生就倒閉

有了充裕的資金之後，短短時間內便順利在台中太平區找到一間挑高八米、占地五十多坪的鐵皮屋，歡天喜地簽下租約、迎接各項設備進駐。二〇二〇年暑假期間一切底定，準備進行招生囉！詎料學生一個都沒招進來，就因為違反多項法規宣告倒閉。

只怪自己太心急也把事情想得過於簡單，事前沒有做功課，疏忽經營健身房必須符合各種規定。第一間健身房不僅消防檢查沒過，市政府運動局那邊也沒去做申請，先是被開了數萬塊的罰單。後來再一查更不得了！我們承租的鐵皮屋因房東私自增建、二次施工關係，導致只有三分之一的地是能合法使用的。

不死心的我試圖向建築師諮詢，希望能找出解決辦法，「想要合法經營，你就另外再找一個適合的地方吧！」卻得到這個令人心碎卻也無可奈何的答案。

這對滿懷期待的我無疑是一大打擊，如果是以前，保不準憂鬱症早已發作。但是，因當時有著健身訓練兩年多所打下的良好根基，我的身心狀況穩定許多，而且身邊還有一個最佳戰友——老婆，我知道沒時間自憐自艾，應當趕快振作才行！

再接再厲！找場地、找資金

實在不甘心想再另起爐灶，偏偏自己手上沒有多少錢，C先生也明白說他能挺我的就是最初投資的兩百萬了。算一算，原本的資金只剩下六十萬，勢必得再找新的投資人。很感謝C先生運用他公司內部的人力，協助我撰寫創業企劃書，籌募資金；另一方面，我也不停打電話洽詢、尋找其他有無合適的場地。那時還在食品貿易公司上班的老婆，一有空就陪著我開車到處看，幾乎沒有休息的一天。

如果是一般只需配備機械式器材的健身房，找到店面並不是什麼難事。可是我們要打造的，是專門提供街頭健身訓練的健身房，考量到經常需要在單槓上做出翻越、旋轉的動作，若屋高不足，便有撞到天花板之虞。

空間既要滿足挑高條件，又要符合現行法規，都提升了尋覓地點的難度。人必自助，而後人助！一位粉絲看到我在FB粉絲專頁上分享此事的貼文，私訊說他在北屯有塊土地，正在搭蓋建築，絕對可以合法使用。這會兒，好不容易解決了第一個問題，而這個地方也就是目前小龍健身的現址。

同時間，還有第二個問題需要克服：錢在哪裡？最早曾有一間食品公司有意投資，而且也有土地、房子可用來建置健身房，但合作前提是「獨資」。如此一來，等於是要我在他和已投資我的C先生當中做抉擇，然而背棄朋友不是我的作風，只好另尋金主。

中間又透過朋友和C先生的人脈找尋新的投資者，包括我年輕時經營派報工作的補習班客戶——超哥。

當中只有超哥最阿莎力，立刻豪爽承諾又說話算話，而且在他面前談起企劃也不需要低聲下氣。至於說好要參與合作的其他幾位投資人，竟都在最後一刻變卦反悔，就在我要跟地主房東簽下租約的前一晚，一一用各種不同的理由拒絕出資。

再次開業，打造最有溫度的健身房

回想那陣子寫企劃書、找地點、談合作的過程，最後卡在「錢」關過不去，真有種白忙一場的感覺。當晚，我徹底失眠了，一直到早上都沒睡著。

已經不知道可以再做些什麼的我，心灰意冷地在群組上抒發了自己一路以來的心情和此時的無奈。沒多久，一通電話響起，「剩下還不足的錢我來出，你先安心的去睡覺！」有了超哥如此情義相挺，得以一解燃眉之急。

超哥和C先生於是成為健身房的兩大股東，後來又因雙方經營理念不同，經溝通協調仍難以化解，最後C先生選擇退出。雖然沒能繼續和C先生攜手合作，我衷心感謝他的知遇之恩，若非他大力支持，我的夢想或許還要更久才能實現。

歷經幾番波折，健身房終於在二〇二一年十一月二十八日正式開幕。而在開幕前的一個月，我的第三個兒子「小小龍」來到這個世界上，讓我能有從頭學習如何當好爸爸的機會，老婆也決定離開原有的工作，與我共進退、一同拚事業。連同我的兩個兒子「龍一」、「龍二」，都跟著我們泡在健身房裡，為推廣街頭健身運動努力。

度過初期慘淡，營運漸上軌道

不同於大多數健身房，通常都是大馬路上的店面，小龍健身是一座「巷仔內」的街頭健身體能訓練場，初次造訪的人可能會覺得不太好找，有時導航還會出現無法精準定位的情況。初開業時，心裡難免忐忑不安；也因為從沒經營過健身房，感覺每天門打開就應該要有人。

自己一開始幻想，當時臉書粉絲有兩萬多名，其中如果能有百分之一比例的人數，大約兩百個人來報名也很好了耶！但現實畫面可不是如此，那時常常開門一整天都沒見到有人參觀或報名，即使有人登門，似乎也是同行前來打探價格，順便了解我們健身房的規畫。

除了生意比較清淡之外，由於是全國第一間街頭健身房，多少也會聽到一些不看好的聲音，還有其他健身房找我們談合作。更多次碰到明明沒有違法事實，卻遭同業惡意檢舉，三不五時就有運動局、消防、都發局等不同單位突擊稽查，讓我疲於奔命。諸如此類的事情接踵而來，我不再像年輕時火爆易怒或負面思考，因為有了信仰的緣故，我把這些人視為考驗磨練我、讓我心性更加成長的「逆行菩薩」，但凡做人做事盡心盡力、問心無愧，也就無須在意。

坦白說，草創階段的來客數不如預期，心中的確有點不踏實。但朋友們的熱情捧場，令我銘感五內，過去公園一起訓練的團友、台中街健圈成員和幾位臉書粉絲，在一得知開業消息後立刻報名，讓我們能安然度過前面幾個月。

健身房成立約五、六個月後，越來越多粉絲朋友知道我們有專業教練和完善的場地，加上老會員介紹新會員，業績漸漸步上軌道，一掃先前的擔心與焦慮。感恩老天爺的眷顧、菩薩的保佑，還有為我們加油打氣的所有人。

健身之外，也要健心

台灣街頭健身運動發展至今差不多十年左右，印象中以前桃園、台南等地也曾有人投入練街頭健身的健身房產業，可惜多屬曇花一現。

自我學習街頭健身以來，對於兩種現象特別感慨，一是想入門的人不知道可以怎麼練、能找誰學習；二是許多熱愛健身的人拼了命的鍛鍊，投注自己全部的時間和金錢參加比賽，也獲得了傲人的名次，卻不知該如何結合這項專長謀生、改善自己的生活，甚而有些街頭健身好手是身無分文的。

這也是我心心念念要開設健身房的原因，我希望能提供優質的場地和資源，讓每位夥伴們都可以有一個揮灑自我的舞台，也期盼藉此將大家凝聚在一起、互相交流，共同讓台灣街頭健身運動能夠更茁壯。

很開心目前「小龍健身」聚集了來自台南、高雄、彰化、台北各地的健身高手，有人無畏路途遙遠，每週都來到台中授課，需要過夜時，直接就睡在地板鋪設的安全軟墊上；也有教練把健身房當作棲身之地。

小龍健身雖然是一個營業場所，每位教練也需要學員購買課程才能有收入，但我期許能在這裡創造良性的循環。

我常引用「**健身，也要健心**」這句話，心態正確，做任何事才會正確；心態若不正當，做什麼事都容易走偏。所以，銷售固然很重要，可是要取之有道，無論是不是會員、是不是自己的學生，都要「用心對待」，讓人們走進來能**感受到這是一個有溫度的健身房**。

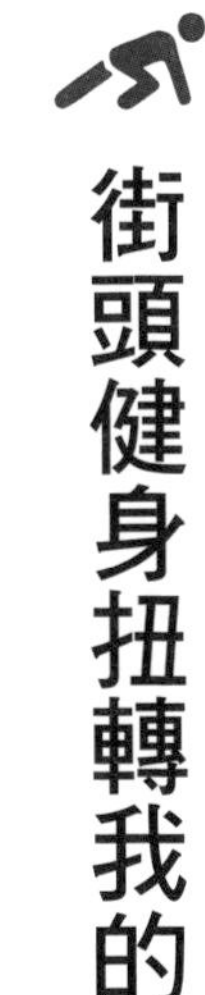

街頭健身扭轉我的人生

街頭健身對我而言，不只是一項運動，它扭轉了我的人生。

因為健身，我不再為疾病所苦，不再浪蕩，父母終能擁有一個健全的兒子；因為健身，我有幸結交一群志同道合的良師益友，使我的生命更豐盛，眼界更寬廣。

健身的魅力之大，吸引兩個兒子跟著我一起練，從前幾乎沒有互動的我們，如今有了共同的興趣和怎麼說也說不膩的話題，變得更親近；陪著我一同奮鬥的好老婆，也是因為看到我健身後的改變進而想鼓勵我，我倆才能再遇見彼此，結為連理。

因著種種親身的經歷，我深知健身的力量，不會自滿於現狀，要把腳步跨出健身房，希冀深入每一個鄉里跟大家分享我走出憂鬱症的歷程與運動帶來的好處。

我曾病痛纏身、對人生失去信心，現在重新覓得生命的意義；我曾一無所有，而今是最富足的人。我可以，相信你也可以！

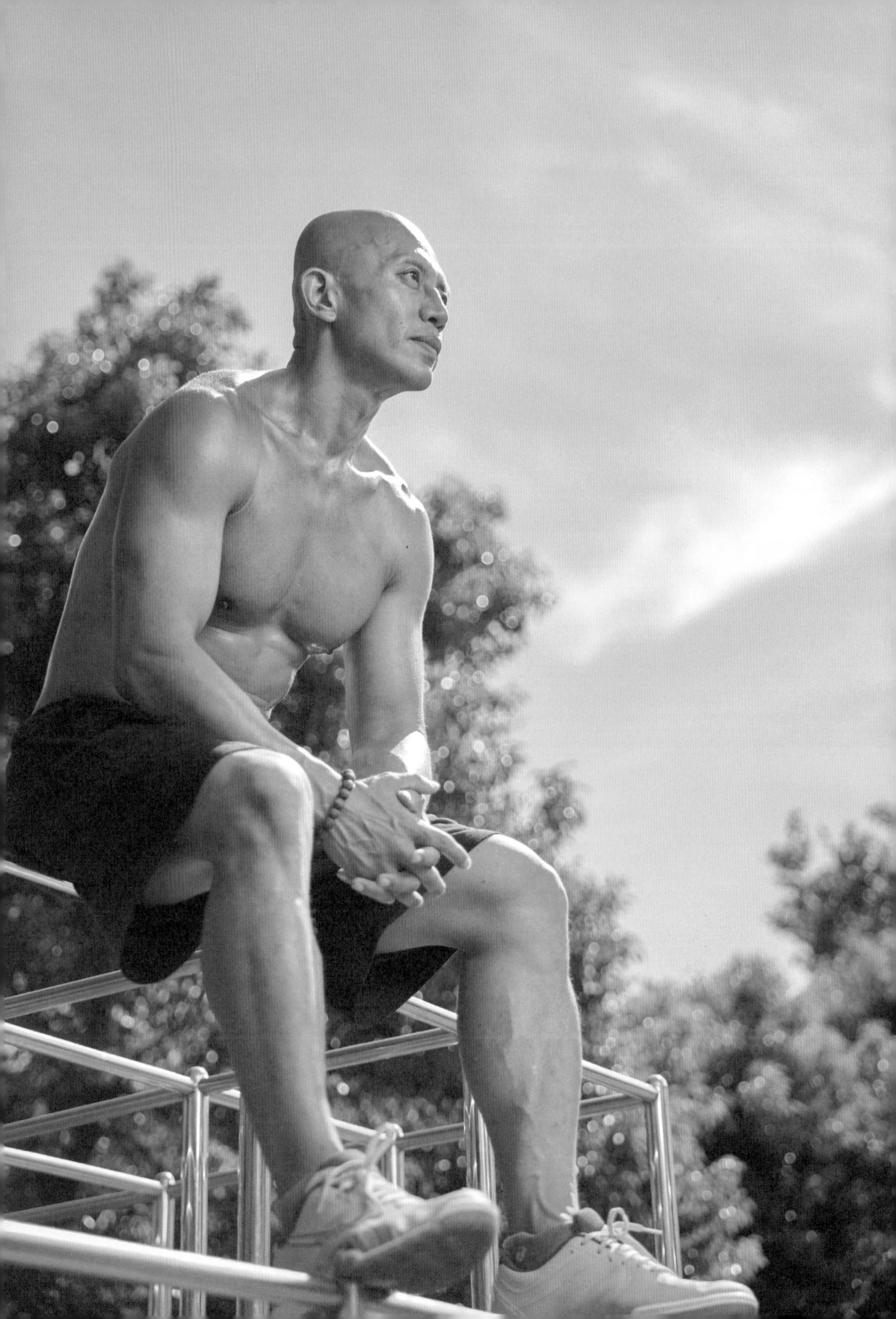

PART 3
大家跟我一起來練健身運動

健身能夠鍛鍊身體，訓練肌群，增加肌力，

提升運動能力，行動更自如，身體更健康！

每個人都能用自己的身體，打造專屬的 24 小時健身房！

實戰篇動作示範

余承翰：暴力上槓、人體國旗、倒立、小龍旗

余政翰：單手引體、前水平、俄式挺身

余柏賢：引體向上、槍式蹲

觀念1

徒手健身、自由重量、器械式訓練，有哪些差別？

很多第一次聽到街頭健身的人可能都不是很了解何謂「街頭健身」，乍看之下就是在單槓上做出許多很炫、很帥的動作。而對於不少嘗試進入健身世界的新手來說，第一個會想到的，可能是到健身房裡透過操作多樣化的器材達到訓練目的。到底什麼是街頭健身？它和自由重量訓練、使用機器式器材運動又有什麼不同？

街頭健身

「街頭健身」是屬於徒手式的訓練，一般並不會借助外來的重量，而是用自己的體重來進行鍛鍊。通常不太需要任何器械，場地也不限定，有些動作在家就能訓練，或者到公園裡也很容易做到。徒手健身會加入的輔助工具，主要是彈力帶，彈力帶又有不同磅數或公斤數的分別。它用在健身運動上有兩大功能：訓練輔助、單純肌力訓練。

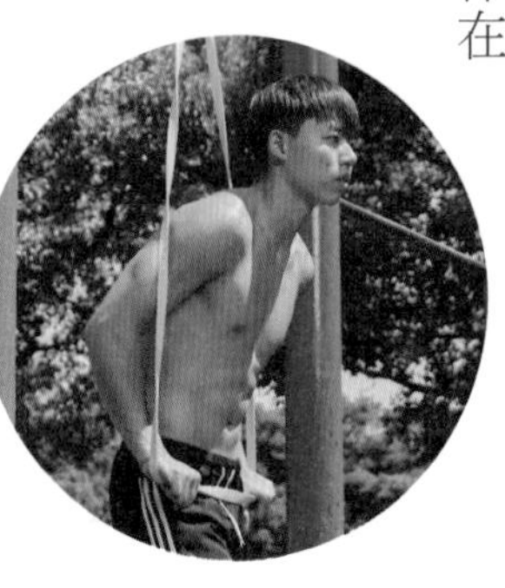

所謂**輔助功能**是指，譬如體重70公斤的人要做引體向上，初學者一開始可能會拉不上去，若搭配使用50公斤的彈力帶，等於只要拉20公斤，負擔減輕很多；肌力提升以後再改用40公斤的彈力帶，則只需拉30公斤，以此類推。除了引體向上，包括前水平、俄式挺身、人體國旗等街頭健身神技，都會藉由彈力帶幫助我們減少重量，以便完成動作。

由於肌肉力量會隨著長期的訓練向上適應，所以彈力帶用在進行**單純的肌力訓練**時，重量變成會往上加，而不是像上述提到的輔助訓練功能把重量往下減。舉例來說，一開始練習深蹲，我們可能都會先從徒手做起，當發現徒手深蹲這個動作蠻輕鬆、做完後好像沒什麼感覺，就會使用彈力帶增加強度。這時再做深蹲，腰臀腿要出的力量會變得很大，其他像是二頭肌彎舉、三頭肌訓練等動作，也都會搭配彈力帶來鍛鍊。

自由重量

「自由重量」則是指使用槓鈴、啞鈴、壺鈴等可以舉起來的器材，藉由外來重量所進行的阻力訓練。我覺得這種方式用來做深蹲、硬舉等動作是很棒的，因為我們的腰、臀、腿其實可以承載很重的重量，透過增加重量有助強化腰、臀、腿的肌力。同時，由於運動過程也需要核心肌群的參與，所以也能練到腹部的肌肉。可是，自由重量入門的門檻稍高，還要有專業的教練在一旁指導，否則很有可能會傷到脊椎。

器械式訓練

「器械式訓練」是人坐在一個有固定動作軌道的機器上進行鍛鍊，通常使用插銷調整重量，偏向單一關節、特定肌群在發力。比如說要練胸肌，因為是採坐姿，出力的部位僅有肘關節和肩關節；要完成肩推動作，可能也只會使用到肘關節跟肩關節的力量；想練腿部肌肉、大腿前側的股四頭肌，單純用機器做伸腿動作，往往只會動到膝關節而已。

變強變壯！先徒手訓練＋自由重量，再做機械式器材

然而，人體的動態運作都是全身性的，身體的肌肉和神經系統或五臟六腑一樣，都是環環相扣的。像是我們坐下、躺著、站起來、走路等等日常生活中的動作，其實都是全身發力，並非單一關節、單一肌群出力。

如同我常常強調的，機械式器材只會讓你「看起來」很強壯，例如它可以幫助你練出大塊厚實的胸肌，但實際上並不會讓你真的變強壯。因為我們走、跑、跳、抱東西、搬運物品都要運用核心肌，當核心力量越強，平常活動或運動時受傷的機會才會越小。

可是，坐在機器上訓練不太需要用到核心的力量，這是屬於機械式器材比較不足的地方。

若想練出好肌力，我認為機械式器材比較偏向是輔助型的訓練，不能當成主要的鍛練項目。**建議可以把徒手訓練和自由重量訓練列為優先，之後再做機械式器材。**

基本上，現在健身以機械式和自由重量為主流，但各種方式、派別都有它的好處。就像前蘇聯特種部隊教官、現任美國海豹部隊顧問的帕維爾，自由重量、壺鈴訓練、徒手訓練都有做。在小龍健身房裡，我們雖然比較強調徒手訓練，同時也擷取、結合了各派的優點。健身房的一樓，主要是單槓、雙槓和啞鈴、槓鈴等自由重量器材，上到二樓則全部都是機械式器材。會做這樣的配置，就是希望學生能按照順序來訓練，把街頭健身、自由重量練好了，再使用跑步機、胸推／肩推訓練機等機械式器材。我常說，想要更強壯，其實光是在我們健身房的一樓，就可以變得很強了！

另外，經常聽到很多人健身的動機，不外乎是練出結實的胸肌或漂亮的腹肌。不對不對，運動就跟飲食一樣要講求均衡、全身上下都要練。訓練時的大方向一般離不開胸、背、肩、腿和核心等部位，不過在鍛鍊時，一些比較小的肌群，像是二頭肌、三頭肌也會跟著被帶到。因此，一個完整的訓練應該包含胸部、背部、腿部、肩部、手臂、臀部、核心這七大肌群，不能偏廢其中一樣。

觀念2

想要慢跑，先把肌力練好

很多人想培養運動習慣，一開始最先想到的就是「慢跑」。慢跑很好，但慢跑不會越跑越壯，建議大家應該是把身體練壯了再來跑步。怎麼說呢？

是這樣的，運動有分**合成型運動和分解型運動**。做重量訓練、肌力訓練、街頭健身等，這些屬於**合成型運動**；跑步、游泳、騎腳踏車等有氧運動，則是屬於**分解型運動**。

在沒做好肌力訓練的情況之下，就去進行大量的有氧運動，除了會把身上的脂肪燒掉，也會把身上的肌肉燒掉（肌肉並不好練）。我大兒子就是一個活生生的例子，他曾經短暫轉換跑道，每天大量跑步和游泳，結果等到回頭做街頭健身時，動作卻沒辦法做到位，因為力量不夠。

另外，在沒有強化好腰、臀、腿的情況下，慢跑其實是很容易對脊椎和膝蓋造成損傷的運動。我自己就遇過身旁許多朋友、學生，因為缺乏重訓練習，後來跑到膝蓋都「壞了了（台語）」。台灣的越野一哥周青，也曾經在斯巴達障礙賽後，向我兩位兒子的街頭健身師父孫育彬表示，他保持每週做兩次重量訓練的習慣。做好肌力訓練，對於我們的關節能產生保護的效果。

不管是慢跑、騎車、游泳、打球……，每一種運動都有好處，能幫助提升身體素質。但是，仔細去看所有的專項選手，包括桌球隊、籃球隊、羽毛球隊、柔道隊、游泳隊等等（這些選手我都帶過），一定會做肌力訓練，就連高爾夫球選手也都要做肌力訓練。

所以，想慢跑，先從肌力訓練開始吧！

不只慢跑，就連登高也是喔！我曾經看到很多山友，熱愛山林到即使拿著拐杖都還在爬，登山很好，山上空氣也很棒。可是，若是肌力不足，對膝蓋也會造成相當大的負擔。

相反地，當肌肉力量強化了，運動能力也會跟著提升。

來小龍健身的學生們說：

「教練，我訓練後，游泳表現更好了！」

「訓練後和老公一起爬山都不累，速度也變快了！」

「我來這裡鍛鍊後，羽毛球成績更好了！」

「做了重量訓練之後，人變得更有精神。」

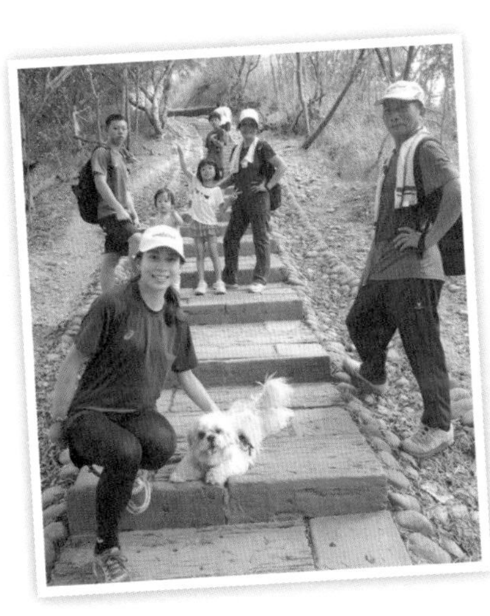

觀念3

迷思破解！女生健身不會變成金剛芭比、懷孕照樣也能練

女生透過規律的健身重訓和飲食控制得當，可以達到減脂的目的，也可以讓身材更加緊實；隨著年紀增長，身材不容易走鐘。除了體型更加勻稱之外，還能讓人變得更有自信，擁有更正向的思考。

基本上，女生在健身上的訓練方式和男生沒什麼不同。如果真要比較，以新手而言，頂多是女生剛開始訓練的重量會比男生輕一點。不過，後續只要維持規律的訓練，很多女生甚至練得比一般男生還要好，就像我們健身房裡的女教練，無論爬竿、爬戰繩、引體向上、翻大輪胎……等等，也是樣樣都難不倒。

另外，針對女性健身，大家最常問到以下兩個問題，這邊也來稍作解釋。

迷思① 會不會練著練著變成金剛芭比？

「女生練健身，會不會變成金剛芭比？」這一題我在健身房已經被許多女生問了無數次，答案是絕對不會！

大家會有這種刻板印象，可能都是被健美選手所誤導，導致女生真的要健身，不免擔心自己會變成筋肉人。我可以很肯定的告訴大家，我們看到的那些健美金剛芭比都使用了藥物！還有另外一種狀況，是一邊練健身，但一邊卻又吃吃喝喝、不忌口的女生，看起來也會很大隻。由於女生和男生的身體構造不同，如紅肌、白肌的比例及睪固酮等影響，所以女生是很難很難變成金剛芭比的。反倒是要擔心自己練不壯，而不是會練太壯。透過認真鍛鍊身體，再加上飲食控制，可以打造出緊實、有線條和曲線的好身材，並不會變成筋肉女孩。

就以我老婆來說好了，她從小是田徑隊選手，高中時期喜歡打籃球，出社會後則是和公司同事打羽毛球，直到我們重逢後，受到我的影響開始健身，至今將近四年時間。她沒有成為金剛芭比，目前可以做到引體上升5下、硬舉130公斤，而這些是金剛芭比不一定能做到的。

而且因為學習健身的關係，老婆不但肌力變強，就連原本卡卡的膝蓋都變好了。她本來不太能做蹲的動作，每次蹲下時，右膝關節就會發出互相摩擦、「喀」的一聲，還會伴隨痛感。起初也看了很多醫生，當下會有所改善，但沒過多久痛感又回來了。於是我說「死馬當活馬醫」吧，好好練腿力看能不能有幫助。就這樣陪著她在不感覺疼痛的情況下完成深蹲動作，大約半年過後，讓人困擾的膝蓋竟然就完全好轉，到現在都沒再復發。

迷思② 懷孕不適合健身？

這也是實際發生在我身上的例子。答案是可以的！

自從我專心研究健身後，參考了很多國外的健身影片和健身書籍，發現很多女生懷孕後，也持續健身或跑馬拉松、甚至練短跑衝刺。等到我太太在懷我最小兒子時，為了懷孕期間健身能夠不中斷，我們做了很多功課，也有先和醫師討論，確認身體沒有不舒服就可以進行。所以就開始有規律的健身，除了頭一、兩個月因為孕吐、身體不適，稍

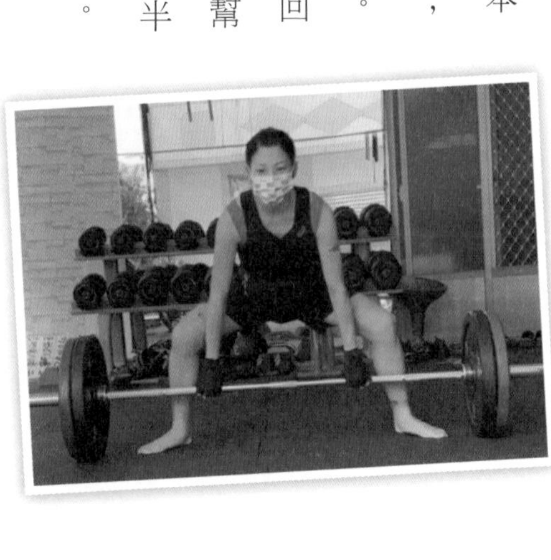

稍減少活動量之外，整個孕期她都跟著我們做，且維持一定的訓練強度。直到產前一週她還在硬舉130公斤，即使在醫院待產時也還在邊練深蹲動作。

每當我將大腹便便老婆的運動影片上傳粉專分享後，岳母總是十分關切打電話表示：「別再健身啦！」其實健身對孕婦有很多好處，可以增加肌力，讓行動更自如，也能避免孕期過胖超重，還能改善懷孕期間的腰痠背痛，等到產後更能幫助恢復好身材。

這些好處也在老婆身上一一驗證，像是她生產完很快就恢復了，因為整體狀況很好，在醫生同意下隔天就出院回家，醫生還稱讚她體質很不錯；而且懷孕過程中只有胖到孩子，坐完月子後差不多回到懷孕前的體重，肚子也是生完一、兩個星期後就消得差不多了。不過，為了保險起見，要做健身之前，還是要向自己的婦產科醫師諮詢，評估身體狀況後再決定，同時也要記得一定要找專業的教練給予指導。

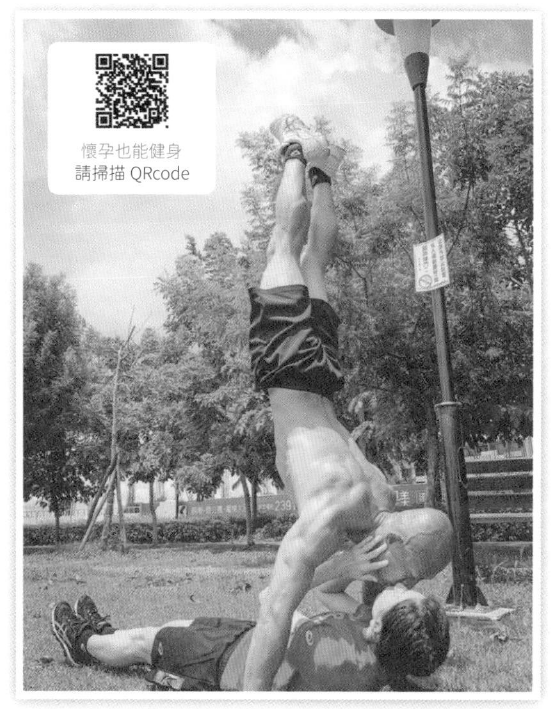

觀念4

小孩這麼早學重訓，會不會長不高？

以前我們總以為健身會讓小孩長不高。事實上這是錯誤的想法，健身反倒會幫助長高。另外，影響身高最重要的因素包括基因、睡眠、營養這三大項。

我們原以為打籃球會長高，舉重、練體操的孩子會長不高，這種觀念其實是倖存者偏差。舉例子來說明，今天如果你是位籃球教練，在國小升國中時，要選高的還是矮的選手？國中升高中，選手要選高的還是矮的？到了高中升大學階段，要選高的還是矮的？

我們都會選高的，對吧？這是因為籃框高度是固定的（305公分），越高的選手離籃框越近，就越有優勢。

今天要選舉重選手和體操選手也是一樣，我們會選矮的。舉重項目是因為槓片的直徑是固定的（45公分），身高不高的選手在舉重的行程上比較有優勢；體操選手通常身

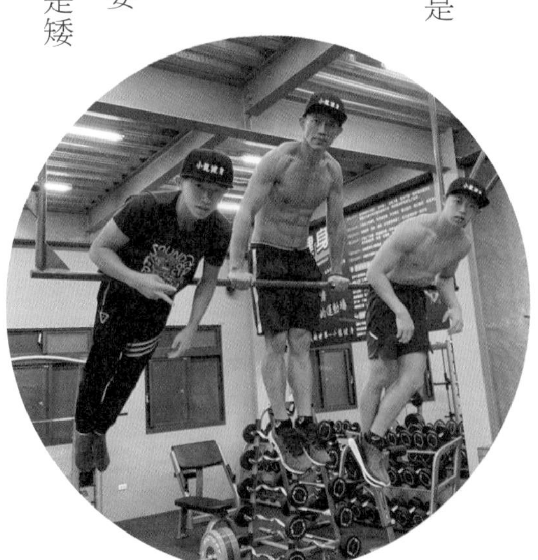

高沒那麼高，是因為身高不高的選手，在力矩、槓桿上比較有優勢。比方說，國外有健身網紅，三歲開始健身、因會倒立走路、倒立伏地挺身、90度倒立，而進入金氏世界紀錄；但他原本是懷抱體操夢，卻因為長大後身高太高而改去打拳。

因為在選秀時會篩選出相對應身高的選手，所以才會被誤認為「打籃球會長高、重訓會長不高」。

適度肌力訓練有助骨板生長

孩子只要在能聽懂指令的情況之下，都可以慢慢給予適當的肌力訓練，適當的肌力訓練會刺激生長板和骨骼，也會增加血液中類胰島素生長因子的濃度。而類胰島素生長因子，跟能否長高有很密切的關係。

關於肌肉鍛鍊和身高發育，我的弟弟和兒子就是很好的例子。我和弟弟從小學一年級就一起學習跆拳道，當時教練也會要求我們做伏地挺身、仰臥起坐（現在都是捲腹）、仰臥挺身等自身的阻力訓練，如今我弟的身高是180公分。而我的大兒子從國一開始，我就教他練街頭健身，包括大重量的槓片負重做引體向上、負重雙槓撐體，他現在高三，身高也已來到175公分。

鼓勵兒童和青少年做肌力訓練的原因，主要是我在健身房和學校，看過現在太多孩子都有過胖、肌力明顯不足的現象，可能是因為科技太方便、家長保護過於周到，以及速食攝取過量等等。然而，肌力不夠，孩子的整體動作表現和體能狀況都會受到影響。

不過，儘管我鼓勵孩子多運動，但個人比較傾向讓小孩透過耳濡目染、快樂學習的方式。比方說我快滿兩歲的小兒子小小龍，我們並沒有刻意或強迫他去做什麼樣的動作，但是因為每天都在健身房的關係，他自然有樣學樣，跟著大家一起做倒立、引體向上或徒手深蹲，這時我和太太才會從旁協助他。

想讓孩子多運動、培養習慣，有興趣比較重要。不妨從現在開始，嘗試讓孩子健身吧！

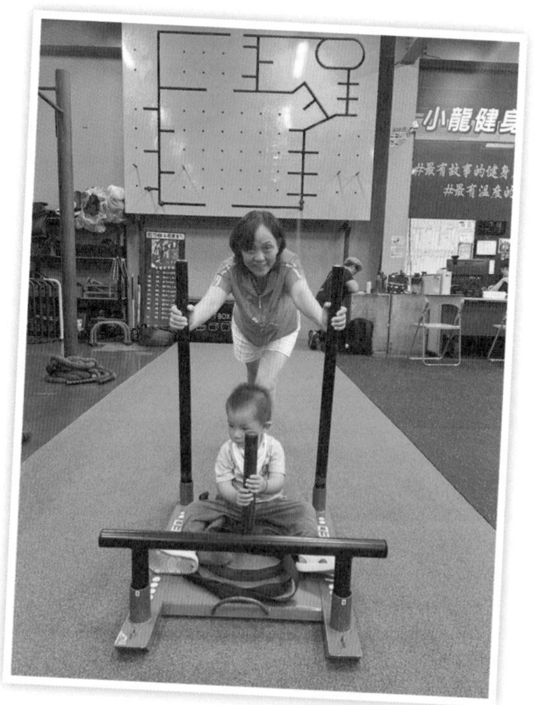

小小龍也跟我們一起做運動

觀念5

年長者是否適合健身？有需要嗎？

非常適合！而且真的應該好好健身。

說到長者健身，讓我印象深刻的是日本一位超高齡的健身教練——90多歲老奶奶瀧島沫香。她在60多歲時被老公嘲笑「不是只有一點點胖」，而開始健身，現在依然可以完成引體和劈腿動作。

至於在我健身房裡，也有多位年長者經過有系統的健身後，比起沒健身時，身體狀況有不錯的改善，對於日常生活也非常有幫助，像是：走路更能邁開步伐，上下車、上下樓梯也會比較輕鬆有力，拿東西、抱孫子、扛重物都不再那麼困難，有人以往瓶蓋打不開、毛巾擰不乾的問題也消失了。

曾經有一位罹患帕金森氏症、約60幾歲的大哥，二〇二二年初由太太陪同前來，當時他剛做完人工膝關節置換，參觀時雖然拿著拐杖，但還是明顯行動不穩。孝順的他，為了讓自己有能力照顧90多歲和百歲的岳母與媽媽，於是決定透過肌力訓練，讓身體變得更健康。一開始他連單槓都握不住，現在可以拉四、五下單槓，負重深蹲做到60公斤，行動當然也更自如了！甚至多巴胺藥物從3顆減至2顆，子女們因為看到爸爸的成果也相繼來到小龍健身做訓練。

還有另一位大哥跟我們分享，他年輕時候去潛水，上岸時能夠把夥伴拉上岸，但年紀大一點後，卻無法做到。在經過我們訓練之後，很開心地說：「教練，我現在上岸變輕鬆了！」

銀髮族健身運動的好處，我父親也是最佳見證。老爸年輕時體能超好，老媽則是很會跑步，隨著年紀漸長，他們漸漸以爬山為主。由於健身的觀念不足，爸爸不知道鍛鍊腿的重要性，爬到膝蓋都壞掉、腳痛了，還堅持每天爬山不中斷，連下雨也是（蠻佩服他的意志力）。後來我開始指導爸爸、媽媽健身，先帶他們做徒手訓練和啞鈴訓練；因為家中車庫裡就有單槓，我也教爸爸用GTG訓練法（Greasing the Groove），就是每一次做都不力竭（不至於疲勞、完全沒力氣繼續），也不用刻意一直站在單槓下練習，有經過時再拉一拉即可。

考慮到爸爸十多年前脊椎曾開過刀，所以在訓練他時我格外小心翼翼。原本他的肌力已經退化到單槓連一下都拉不上去，70歲生日前夕時他許下「拉單槓三下」的願望，沒想到卻超出目標，整整拉了五下！

上健身房絕不是年輕人專屬的活動！誠摯邀請銀髮長輩跟著我們一起來練肌力。但是，要提醒年長者，由於銀髮長輩常常伴隨一些骨骼健康的問題，或有慢性疾病在身，在打算進行健身前，建議還是要和專業的醫生討論，而且是對健身運動有概念的醫生，經由評估確認沒問題再開始訓練，才能避免受傷，兼顧安全和健康。

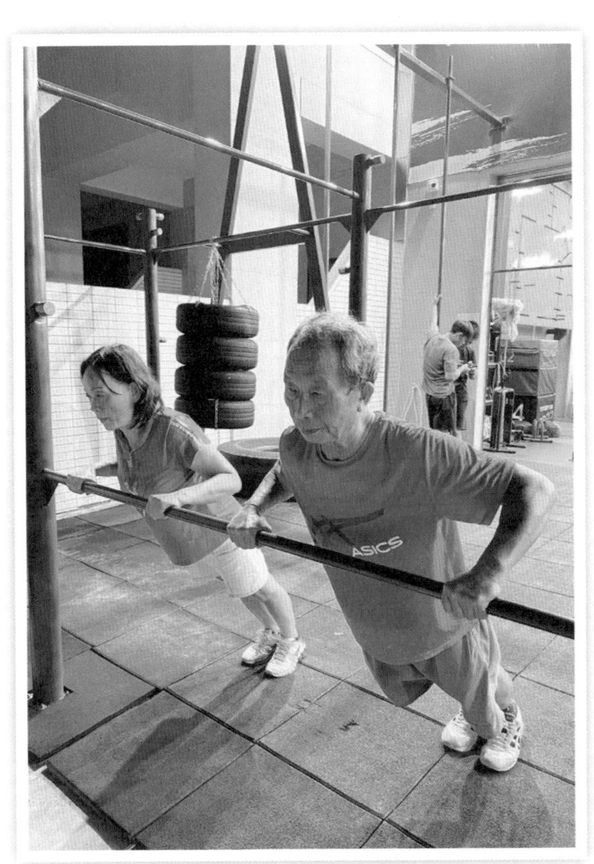

我的父母也跟著我健身

觀念6

練核心以上用街頭健身，核心以下則採健力方式

健身在現今社會看似一種時尚，從大型連鎖健身房、私人健身房到個人工作室等等，都可以看到不分男女老少紛紛加入運動行列，而訓練的方式也是五花八門、千奇百怪。我喜歡李小龍的理念：取各家所長、而悟出了截拳道。而我也能接受各種方式的訓練，如健美式訓練（但千萬別用藥！）、健力式訓練、徒手健身式訓練。

不過，有心練健身的人千萬別本末倒置，為了快速得到線條明顯的大塊肌肉而服用藥物。經常在許多健身房或分享健身經驗的網紅身上看到，所謂黑魔法或科技人、生化人、類固醇使用者。使用藥物是我反對、甚至可以說是討厭的方式，健身的本質不正是要真正的強壯和真正的健康嗎？尤其我自己還是靠著健身才逐漸遠離憂鬱症藥物。

另外，我也曾接觸過幾位使用藥物的選手，他們擁有非常粗壯的手臂、拉絲的線條，看似強壯，但真是這樣嗎？可以發現等到他們要做引體向上、單手引體、單手伏地挺身、槍式蹲等動作時，都會出現困難；而且從對談中也可感受到，使用體能增強藥物的人，

思考能力也會跟著下降。

想要打造出超強的身體素質，我比較推崇**「核心以上」用街頭健身的方式訓練，「核心以下」運用深蹲、硬舉等健力方式訓練**。其實，光是街頭健身就已經可以讓身體素質強到不得了，也是當今最流行的健美選手所望塵莫及的。

由於我主要訓練的是街頭健身，所以接下來就和大家分享如何透過徒手方式鍛鍊出超強肌力和恐怖的核心力量。以下六大訓練方向，代表全身肌肉都能被完整鍛鍊到。

1. 水平推 伏地挺身到俄挺

訓練肌群：胸肌、前鋸肌、三角肌、三頭肌、核心

2. 水平拉 澳式引體到單槓划船

訓練肌群：背肌肌群、二頭肌、核心

3. 垂直推 倒立到倒立伏地挺身

訓練肌群：肩部肌群、三頭肌、核心

4. 垂直拉 引體向上到暴力上槓、單手引體

訓練肌群：背部肌群、二頭肌、核心

5. 腿部 徒手深蹲之王「槍式蹲」
訓練肌群：臀部肌群、腿部肌群、核心

6. 核心 側棒式到人體國旗；捲腹到龍旗
訓練肌群：核心肌群

接下來進入實戰篇，由我和兒子們分別實際示範訓練步驟，並提示重點技巧。建議為了能達到有效的訓練，一週健身至少三天為最佳，可以一天推、一天拉、一天腿；進階者則可天天練習。新手組數是每個動作每次做三到五組，每組八至十二下。當高度降低、困難度增加、感覺吃力，或是想增加肌力時，也可以做三組三下或五組五下，並請確實做好每一下；組間休息約一到兩分鐘，若覺得身體還是很疲勞、肌肉還沒恢復，像是手握不住槓、腳抬不起來，可拉長到三分鐘，但不可超過五分鐘，避免身體休息太久而冷掉，降低訓練效果。

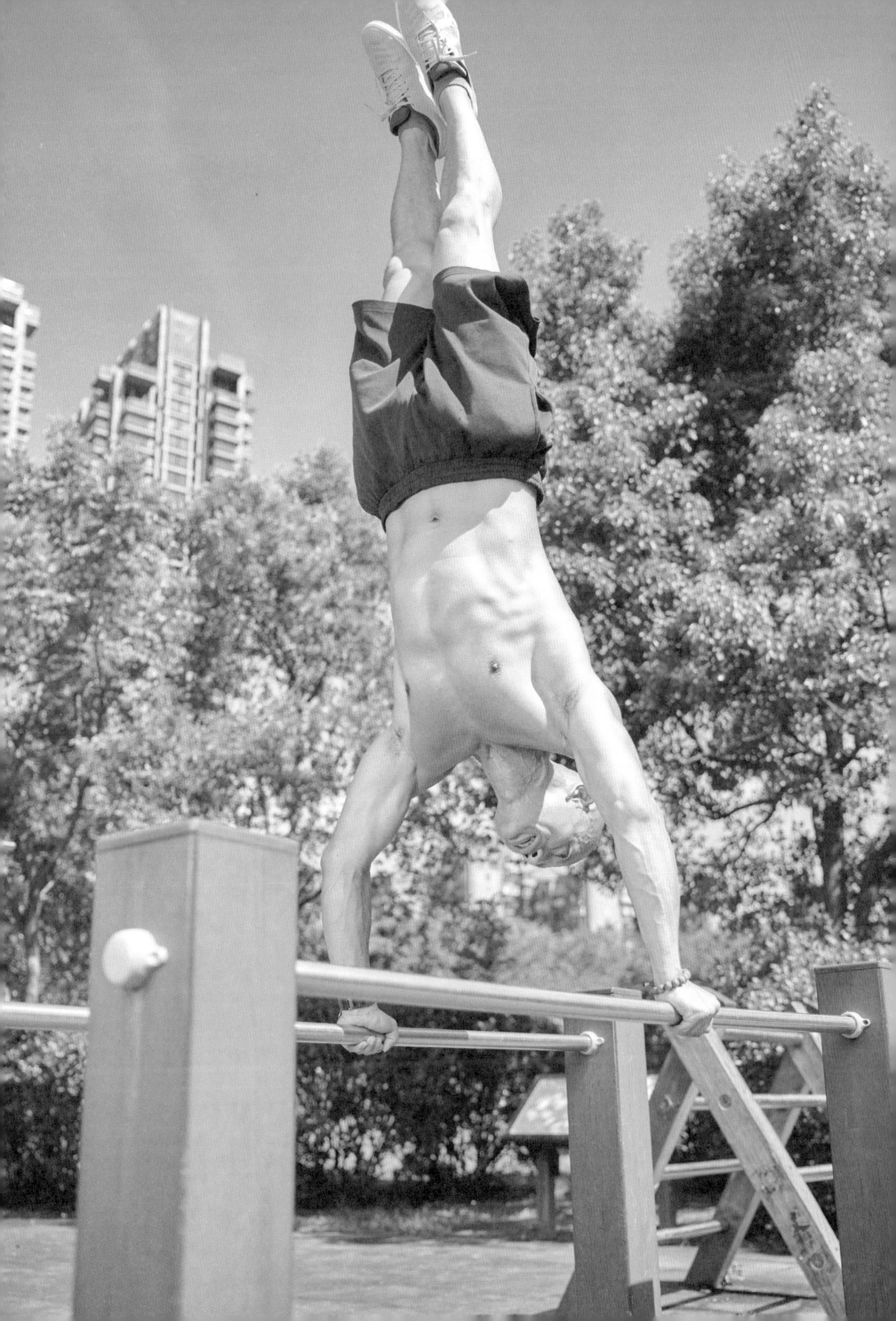

實戰1

訓練背部肌群必做引體向上

背肌訓練通常有兩種方式，一種是垂直拉，一種是水平拉。垂直拉的運動方向若是在健身房，最常看到的就是滑輪下拉，當健身教練指導垂直拉時，通常也都是教學生利用滑輪機進行背部垂直下拉的動作。對應到街頭健身，則是**「引體向上」**和**「暴力上槓」**，也是大家所說的「拉單槓」。

曾經有學生問我：「教練，練背肌不是應該用器材嗎？」我反問學生：「你體重多少？滑輪下拉能拉多少重量呢？」學生回答她體重大約60公斤，滑輪下拉可以到30～40公斤左右。

當時我跟她解釋，人人都可以完成滑輪下拉，但不是人人都可以做引體上升，甚至是暴力上槓。因為滑輪下拉是在滑輪下拉訓練機加上插銷配重片，最輕是從一片配重片開始，所以男女老少基本上都可以做到。

可是要做到引體向上這個動作，是要在沒有滑輪輔助的情況下，支撐自己的體重完成，將下巴拉高超過單槓，靠的就是真功夫，是真正的肌肉力量。

換句話說，可以做到引體向上、暴力上槓的人，必定可以做滑輪下拉這個動作。後來這位學生跟著我練習，一段時間後也順利達到五下引體向上的成果。

以下，我們把引體向上拆解成幾個步驟來練習，教你一步一步完成，你將會發現只要**一塊空地＋一根單槓＋自身體重**，就能在符合安全的前提下隨時隨地健身。

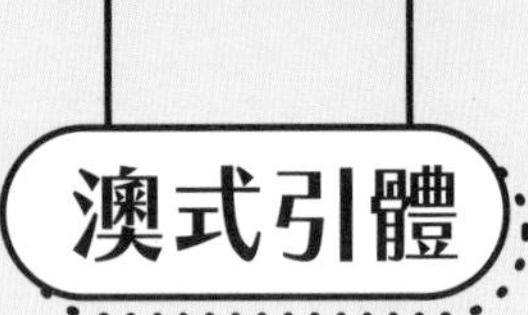

澳式引體

1 首先找個比自己身高還低（約胸口至腰部之間）的單槓，雙手約與肩同寬，握住單槓，將肩胛骨、身體重心向後。

★ 選比自己身高低的單槓是因為當站姿越高時，就越容易做澳式引體；相反的，當站姿越接近水平時，困難度便隨之增加。我們自己在健身房訓練時，甚至會用史密斯機把高度調整到低至膝蓋的位置。

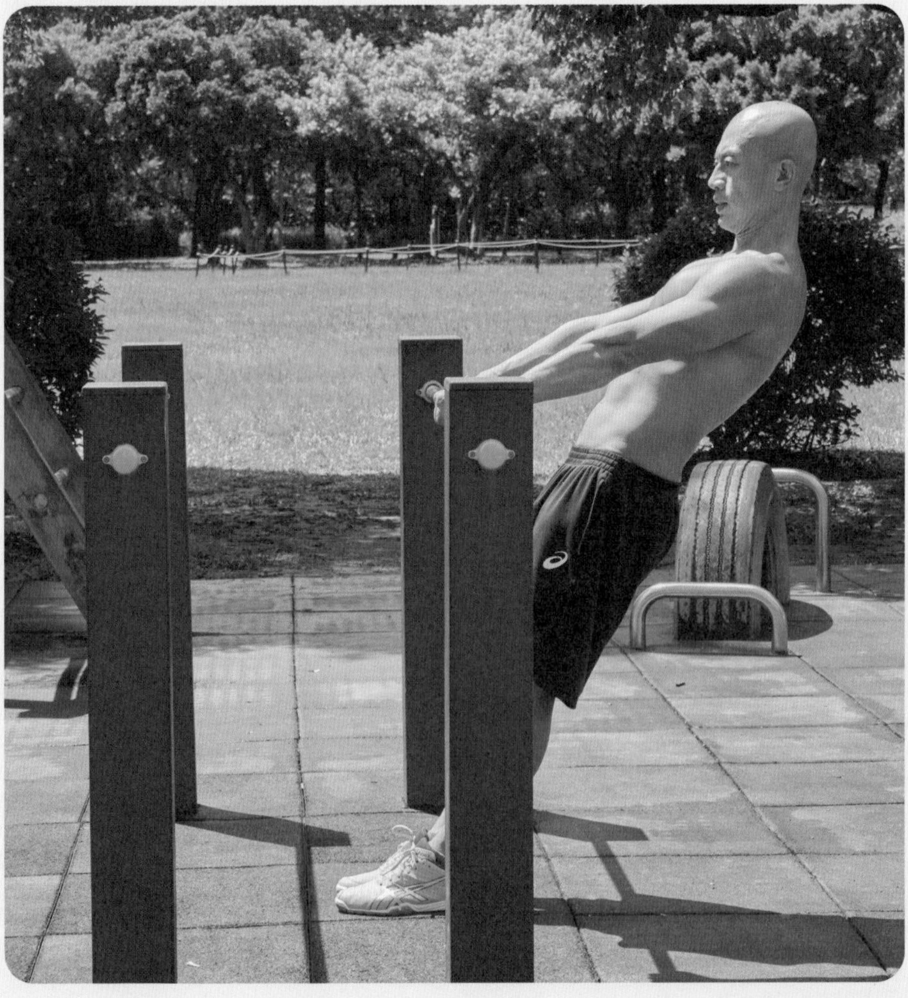

2 彎曲手肘、帶動身體，使胸口往單槓靠近，再將身體慢慢下放，回到起始姿勢。別忘了呼吸：上拉時吐氣、下放時吸氣（下面練習的動作也一樣）。

★ 全程必須保持全身繃緊，挺胸、收肩胛，確認自己雙腿併攏繃緊、屁股繃緊、核心繃緊，從頭到腳保持一直線。

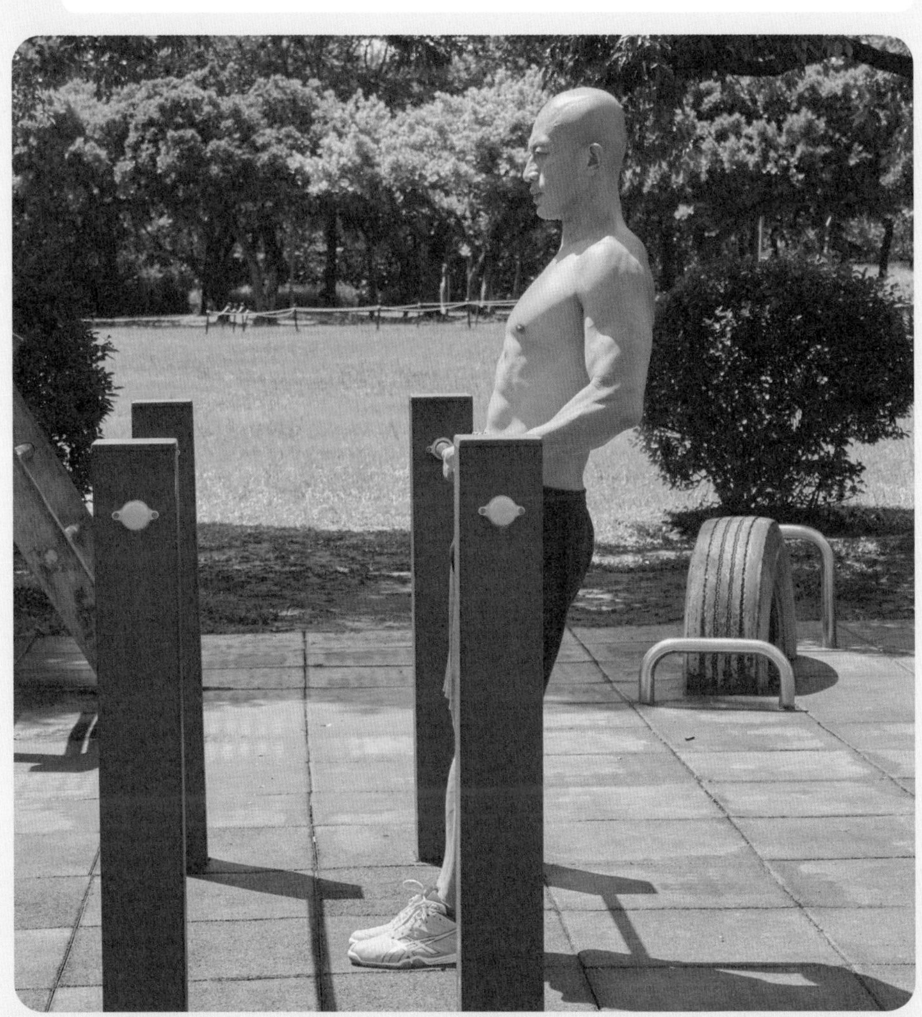

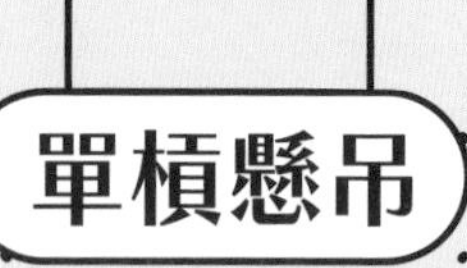

1 當覺得澳式引體已經輕輕鬆鬆時，可以找一支高度比雙手伸直過頭還高一點的單槓，這樣才能讓身體全身繃緊、成一直線，不會有曲腿情形。

★ 新手通常都握不太住、甚至手掌會覺得不舒服，這都是正常現象，只要堅持練習，秒數一定會慢慢增加。

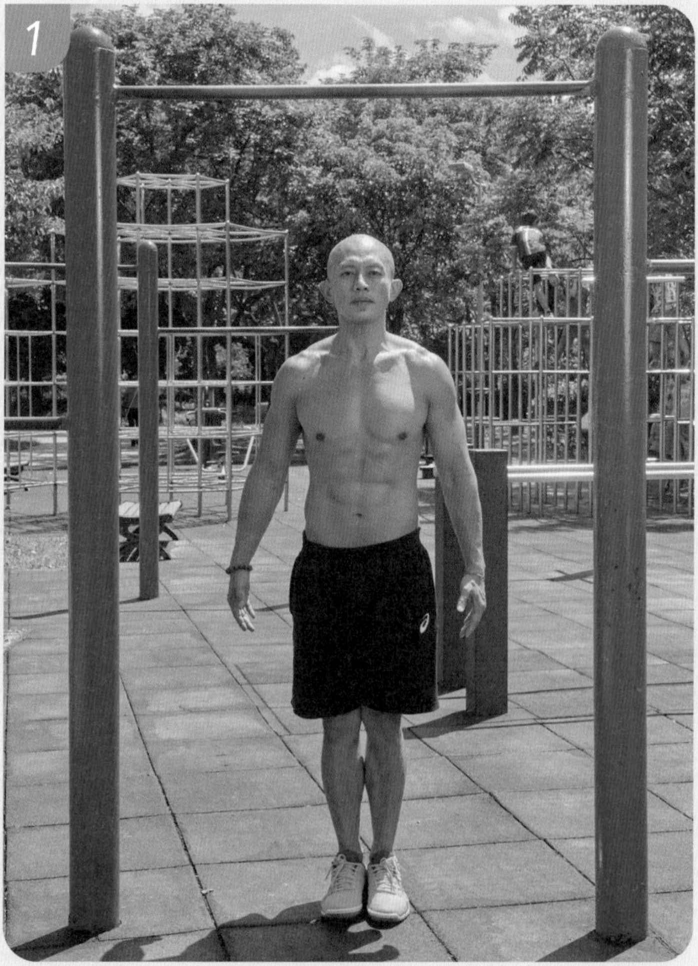

1

2 向上跳用雙手握住單槓，雙手距離大概是肩寬的 1.5 倍，嘗試以這個動作停留 30 秒以上。注意維持手握緊、核心繃緊、雙腳併攏姿勢。如果一開始力量不夠，停留秒數可往下調整，例如從 10 秒鐘開始，隨著訓練的時間增加，肌力增強，握的秒數也會跟著增加。

3 雙手放開，回到起始位置，再重複上述動作。

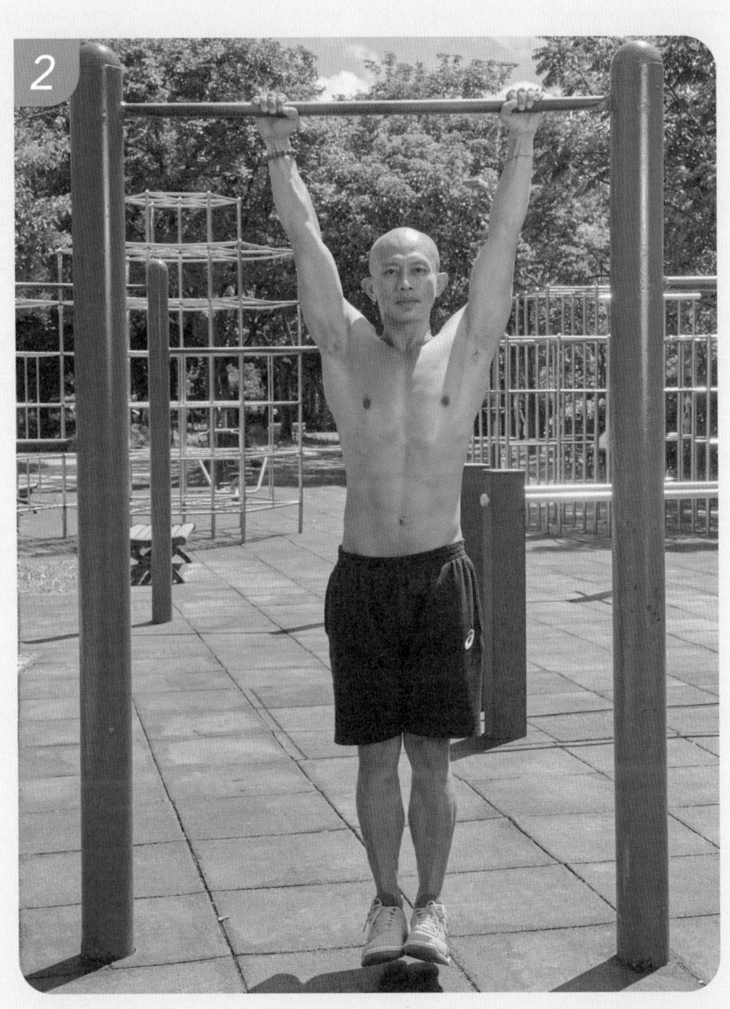

單槓的離心練習

1 向上跳用雙手握住單槓，將自己的身體上拉，直到下巴超過橫槓高度。

2 盡可能緩慢讓身體往下放，並讓雙手慢慢地打直。新手一開始較難控制時間，雙手一定會很快就打直，但別氣餒，隨著練習時間增加，便能做到慢慢下降，增加離心時間。

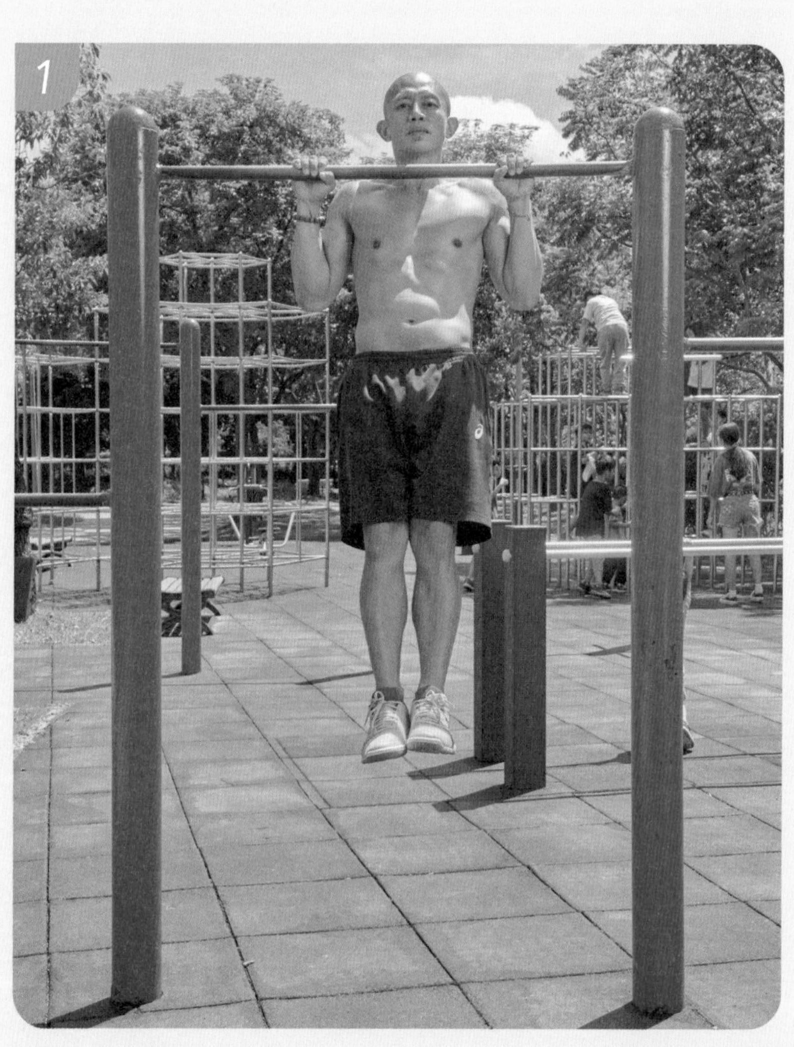

3 再重複上述動作。

★ 做單槓離心訓練，是因為既然上肢力量還不足以支撐我們將身體拉上去，於是先從下放姿勢做起，這種離心收縮的力量往往會比向心收縮還更有力量。

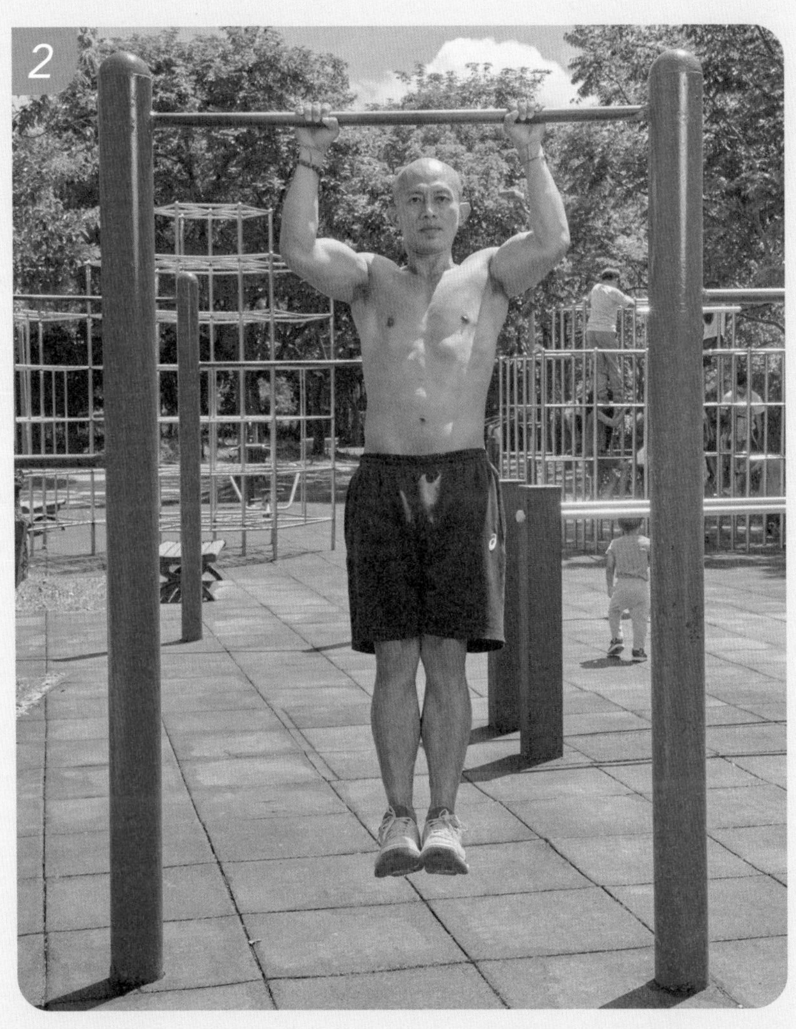

彈力帶輔助引體向上

彈力帶是一個輔助練街頭健身很棒的工具，初學者可能需要磅數重一點的彈力帶，隨著肌力增強後，可以慢慢更換成磅數較輕的彈力帶，到最後無需使用彈力帶輔助，也能完成把身體往上撐起的動作時，就是所謂的「引體向上」。

1 將彈力帶垂直綁在橫槓上，用兩腳踩住，雙手抓槓約 1.5 倍肩寬。

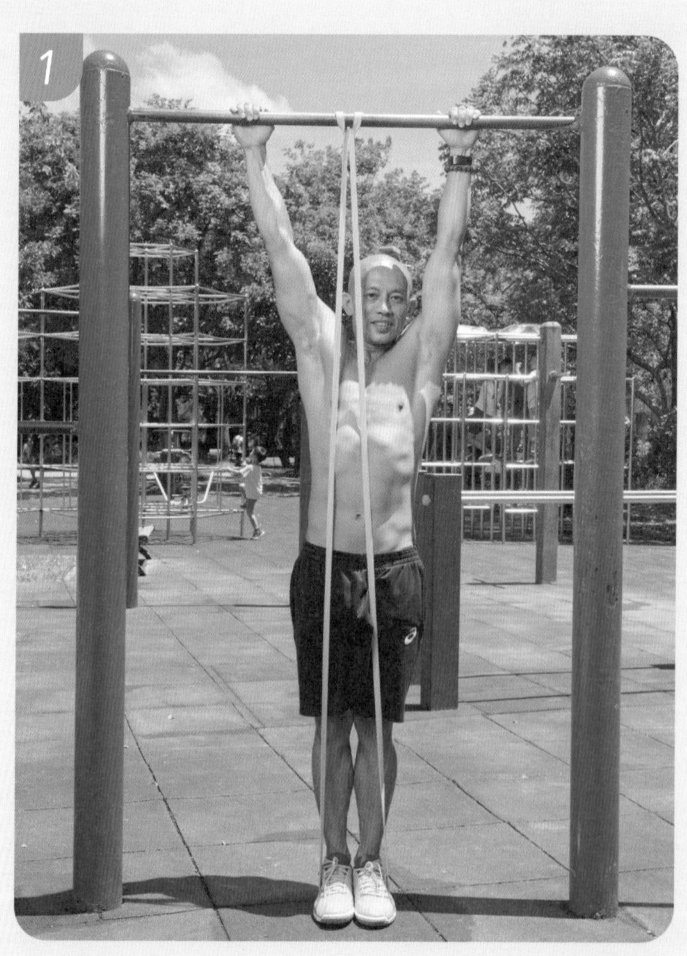

2 稍微下壓肩胛、收縮背肌並往上拉，將肩膀拉至與橫槓同高後，再把身體慢慢往下放，腳仍維持踩在彈力帶上。過程中應保持核心穩定，身體不可有大幅度晃動的情形。

3 重複上述動作，組間休息時雙腳才可離開彈力帶。

★ 在運用彈力帶輔助訓練時，記得雙腳需踩在彈力帶裡面，我看過很多一腳在內、一腳在外的，小心彈力帶會彈進雙腳中間，很痛的！

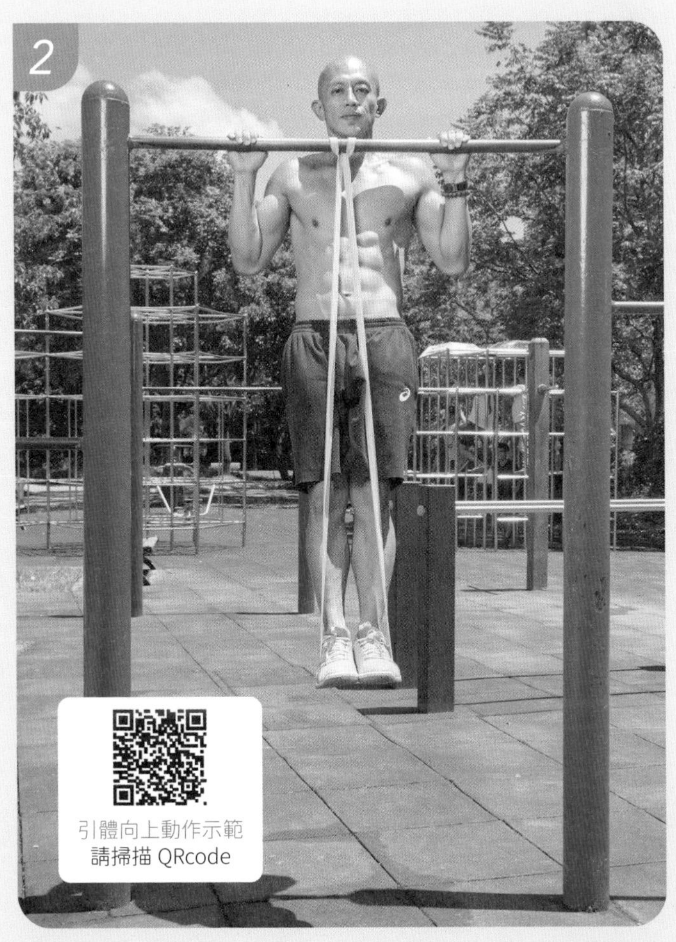

實戰2

結合肌力與爆發力：暴力上槓

當我們學會了基本功——引體向上後，我們就可以挑戰更高難度的街頭健身五大神技之一「**暴力上槓**」。

依據我的經驗，標準的引體向上次數要能夠達到10～15下，才能比較順利的學習暴力上槓。

和引體向上不同的是，暴力上槓的運動軌跡類似於「C字型」：利用跳上單槓後身體自然向前擺動的慣性，待身體向後擺動時依序完成引體向上，再轉動手腕及手掌、撐起身體三個步驟（這是個一氣呵成的連貫動作）。

所以，為了要能夠獲得足夠動能，可以與單槓保持一個適當距離，以便你起跳抓槓，若是站在單槓正下方會較難取得擺動的力量。當然也有更厲害的進階者，可不必藉由擺盪的動能，就能做到慢速暴力上槓，在此我先不教這麼難的動作。

以下將這個動作分為四個階段性的訓練，幫助入門者掌握箇中技巧，安全且正確地做好每一個細節。在有限的時間下，每個階段的動作可練習三到五組，每組八到十二下，如果覺得吃力可三組三下或五組五下。

由於街頭健身是屬於比較極限的健身運動，對新手的身體能量消耗比較大，和健美式訓練或健力式訓練比較不一樣。所以可依自己身體恢復的狀況調整組數、次數和休息時間，但休息時間不宜超過五分鐘，避免身體冷卻。

階段①

擺盪練習

● 找一根比自己雙手伸直還要高一點的單槓，人站在單槓後方，向上跳起並用雙手握住單槓後，嘗試讓自己的身體前後擺盪（是全身性的前後擺盪）。

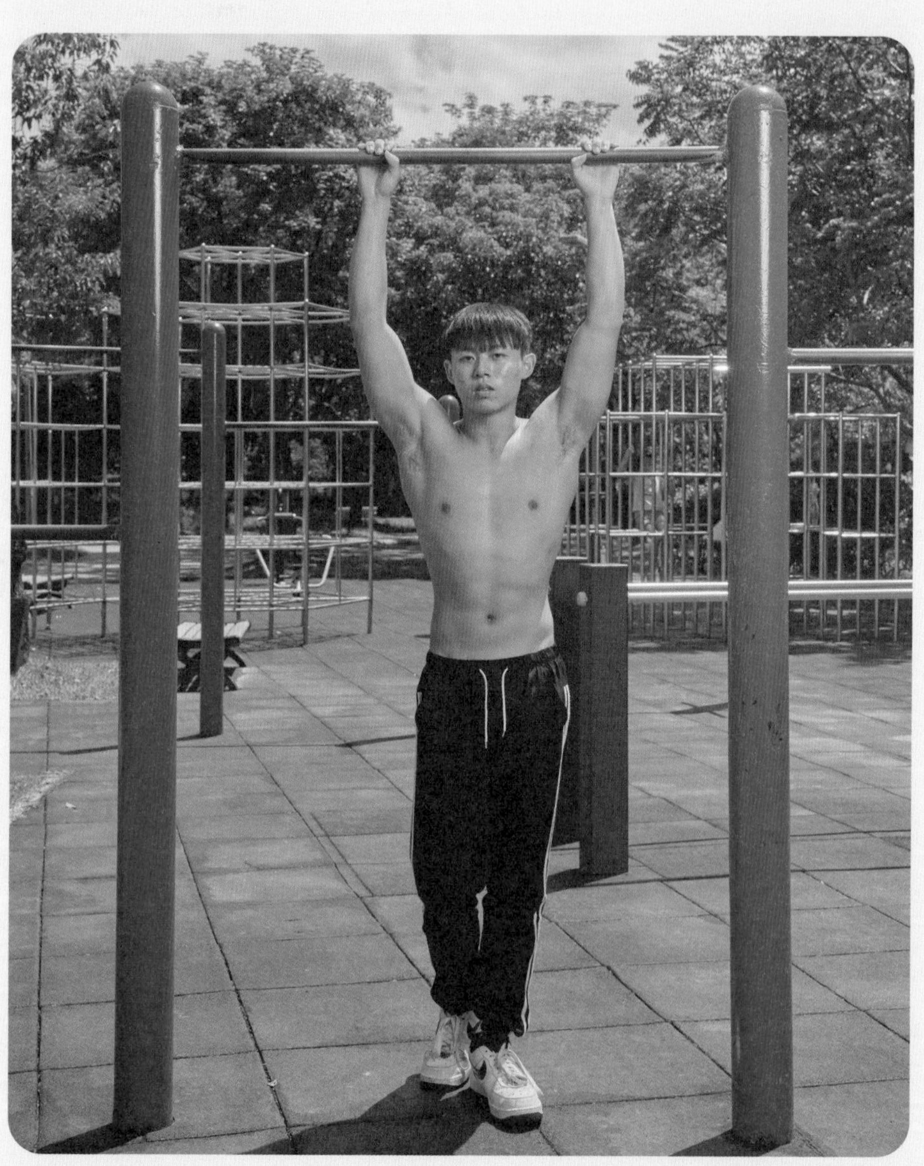

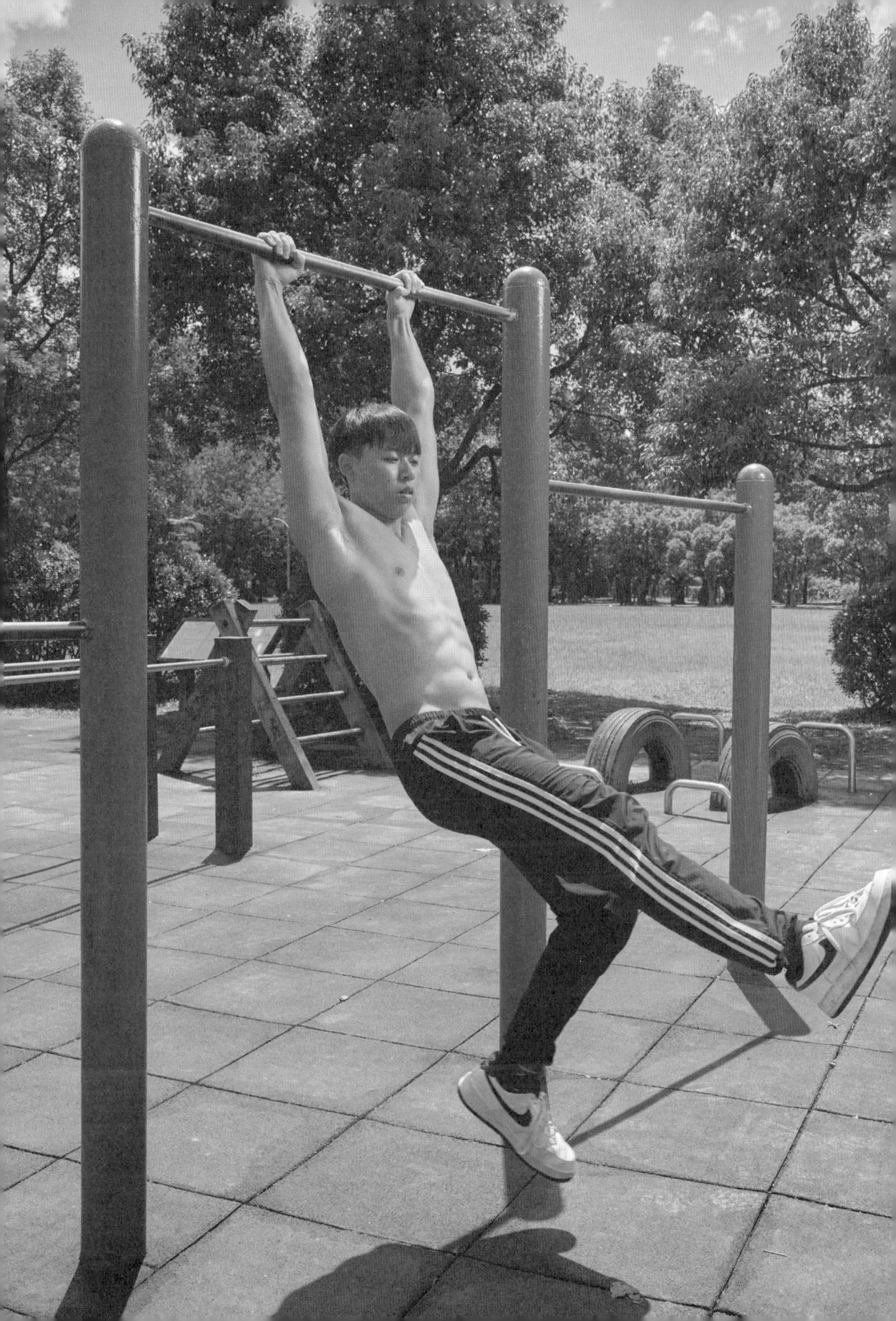

階段②

C 字型練習

- 在擺盪過程中回到橫槓後方時，試著讓自己的身體微捲成一個 C 的形狀。

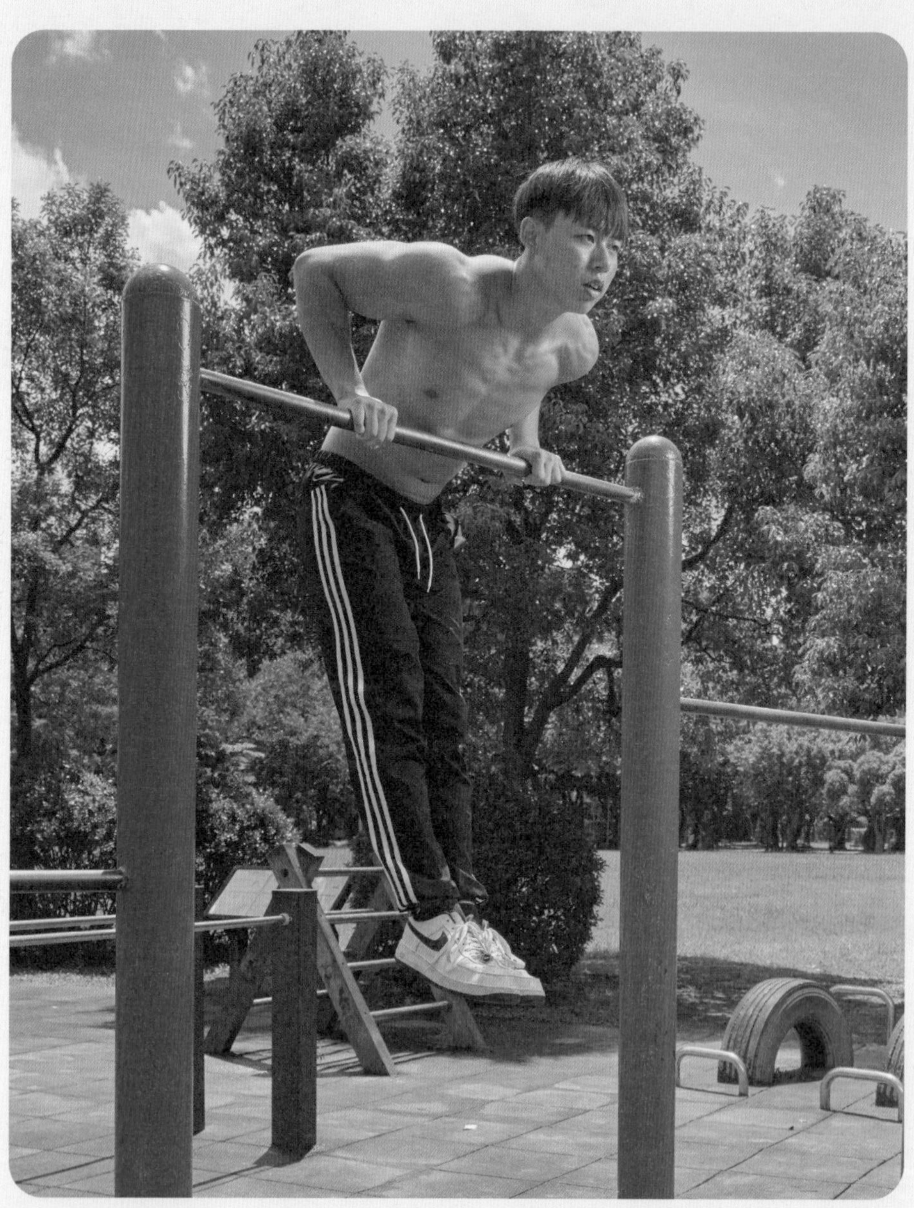

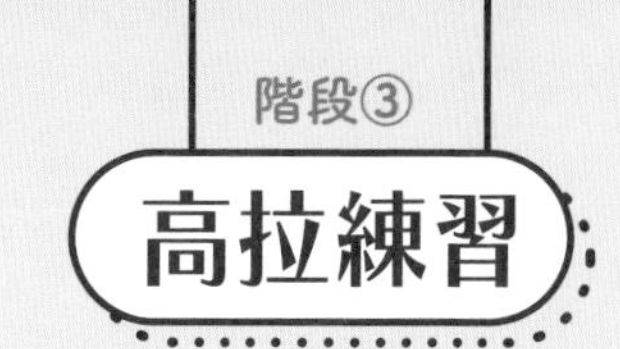

階段③

高拉練習

● 做完階段①、②動作之後，將身體往上撐，盡量讓胸部位置超過單槓，反覆練習。

★ 通常引體向上只會練習把自己的下巴拉超過單槓，但這個動作練習的目標，則是將胸部甚至腰部上拉到超過橫槓的程度。這種爆發式的練習，對於完成暴力上槓非常有幫助！

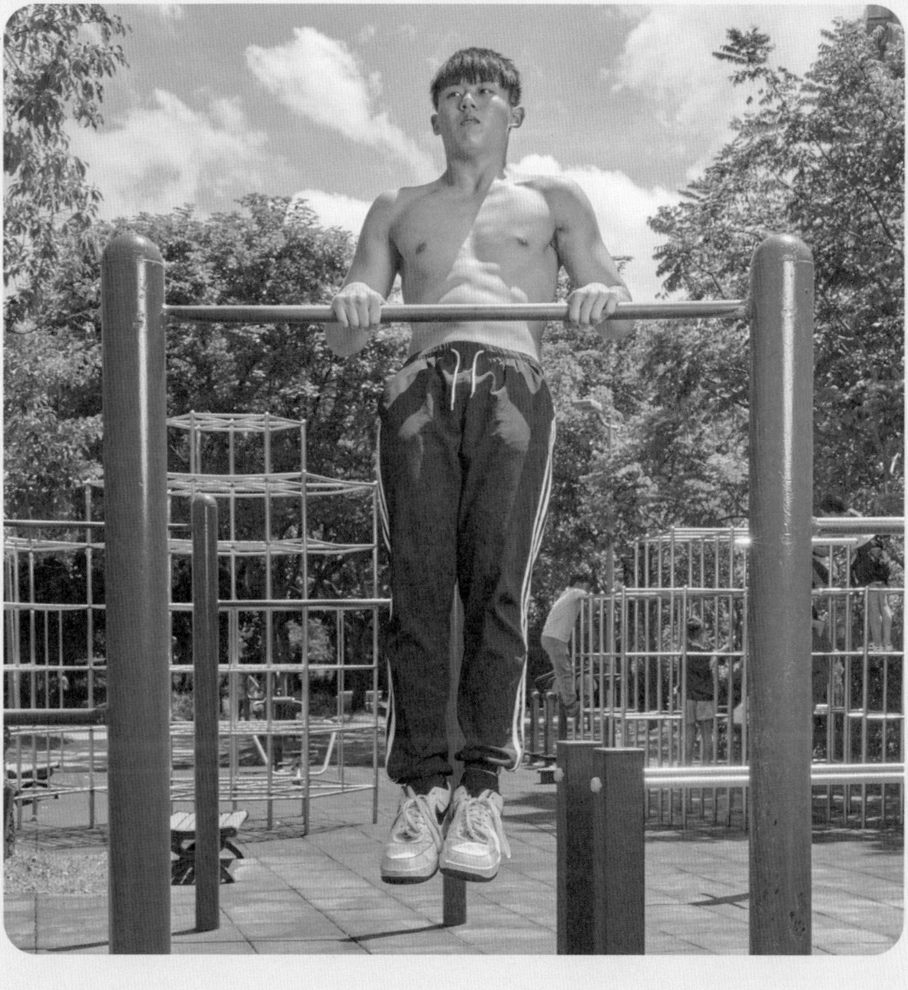

階段④

槓上撐體

- 找一根接近身高的單槓，跳上以雙手握住單槓後，手呈打直姿勢將身體向上撐起，接著讓手肘彎曲，順勢將身體下放至胸口能碰到單槓。

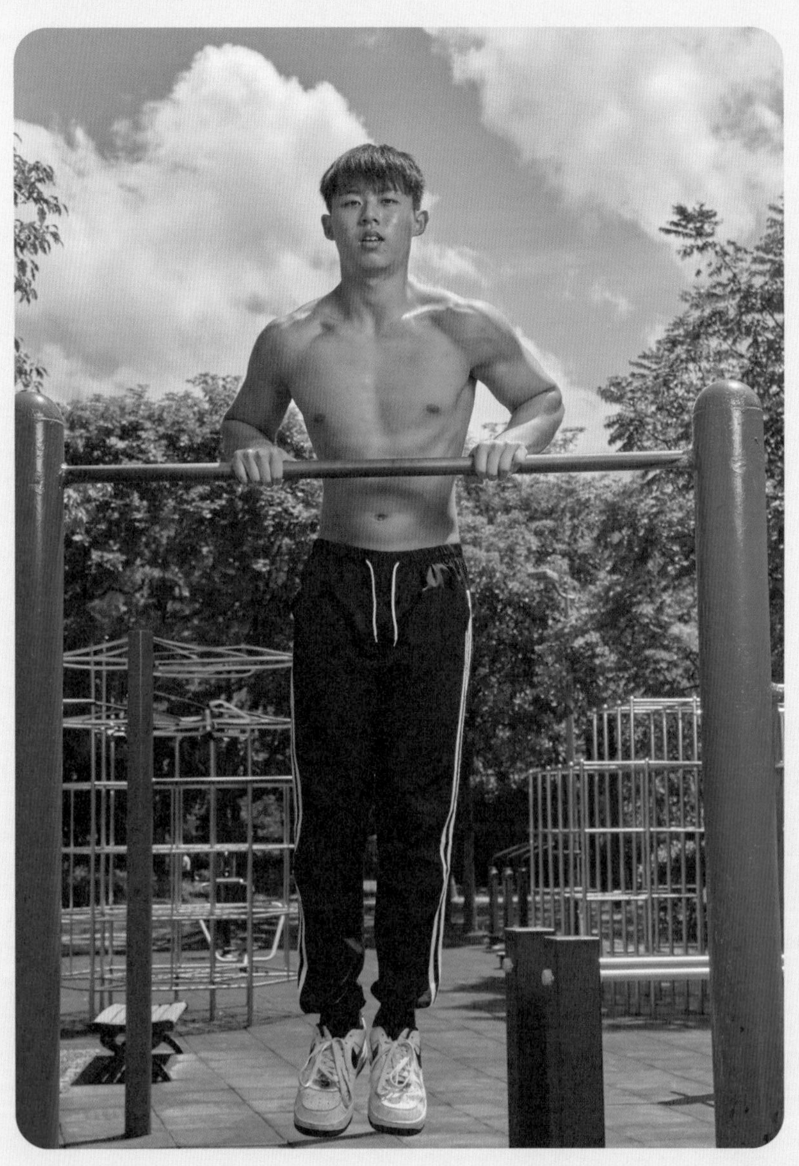

● 最後把前面階段①②③③四大動作一氣呵成串連起來，就是一次標準的暴力上槓。

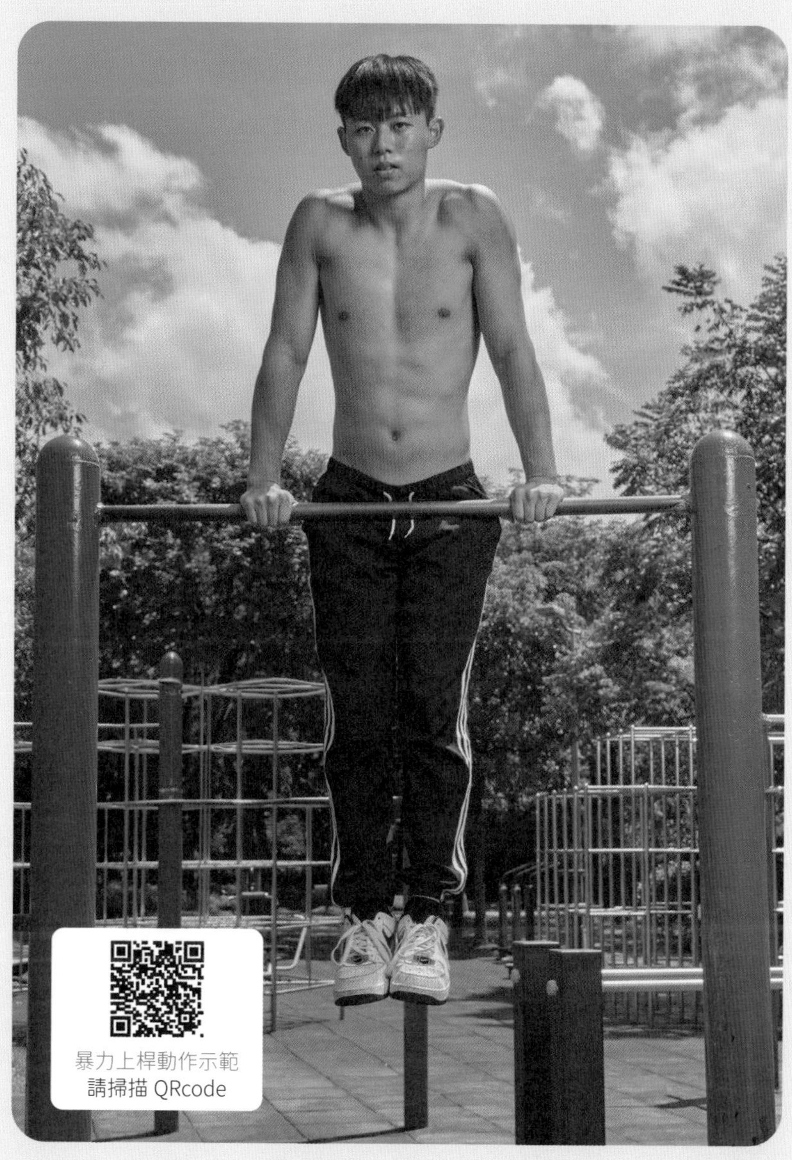

實戰3

練出強大背肌與核心！五大神技之前水平

很多人都可以做到機械式划船、槓鈴划船、啞鈴划船，但不是都可以做到前水平。而若可以做前水平的人，一定可以做到機械式划船、槓鈴划船、啞鈴划船這些動作。

標準的**前水平**必須是雙手握住單槓、雙手打直，身體和地板是維持平行的動作。如果可以做到身體吸住單槓再將手打直，則稱為「單槓划船」，不過在此我們先不教新手做這個動作。因為「單槓划船」難度很高，在台灣沒幾人做得到，甚至全世界能做到的人也不多。所以，只要能完成前水平動作，基本上就已經算得上是高手囉！代表你的背肌和核心真的很強了。

由於前水平這個動作不是很具有觀賞性，很多人也看不懂到底在做什麼，每次我們在粉專分享時獲得按讚數都不高。甚至有朋友在看了我示範之後還說：「這麼簡單的動作，誰都會好嗎？」結果等他親身嘗試才發現竟然這麼難，是一個強度很高的街頭健身動作。

建議初學者可以從一些輔助訓練依序做起，像是前水平低階團身、前水平進階團身、前水平單腳、前水平開腿、前水平併腿等。

在無法維持靜止不動的狀態下，也可以嘗試用擺盪練習輔助。但這些動作的過程都必須維持每一階段動作不變形的原則，也就是手打直、身體平行地板！

此外，也可以在每一個練習階段搭配彈力帶來做輔助訓練。新手使用磅數重一點的彈力帶，隨著肌力提升後再慢慢改換輕一點的彈力帶。

以下介紹完成前水平的步驟與訓練方式。

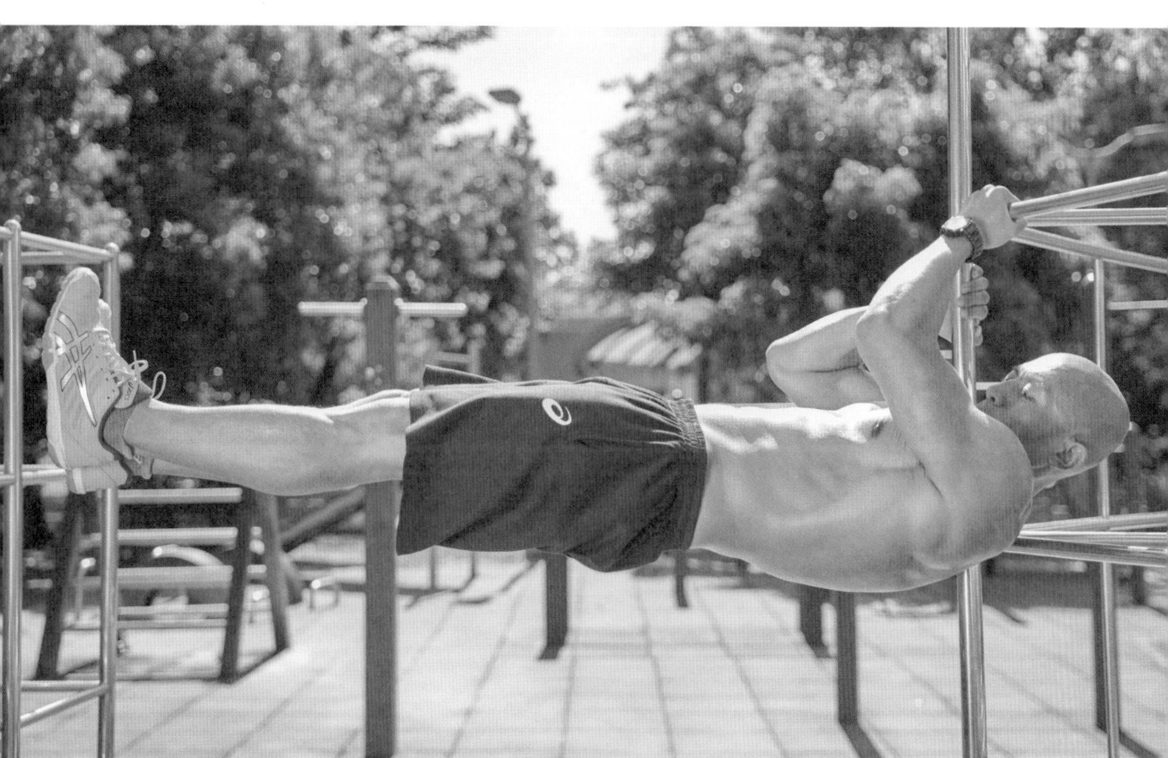

訓練①

前水平低階團身

- 雙手握著單槓後，將手臂打直，雙膝往上朝單槓位置伸起，膝蓋屈到靠近胸口的位置，稍作停留、保持不動。
- 再回到起始姿勢，重複練習。若能成功做出動作，保持靜止不動到 20 ～ 30 秒，即可進階到下一個訓練。

★ 一般初學者光要做這動作就會覺得很吃力了，有的人手臂彎曲、有些人則是膝蓋碰不到胸。如果感覺實在非常吃力，建議可以多練練引體向上。

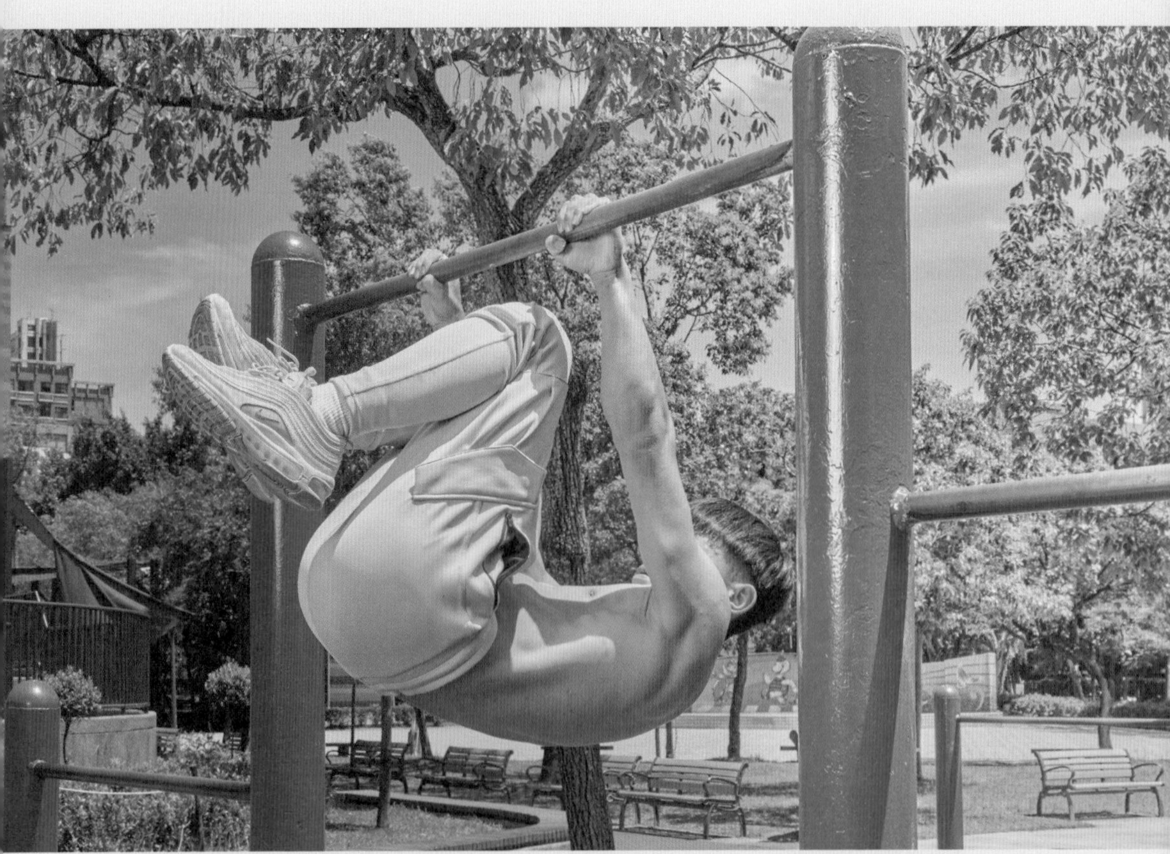

訓練②

前水平進階團身

- 雙手握住單槓後，將雙手打直，雙膝同樣往上朝單槓位置伸起，但不必貼近胸口，而是讓雙膝離開胸口，盡可能離胸口越遠越好，大約是身體和大腿呈 90 度左右的姿勢，同時上半身必須保持與地板平行。

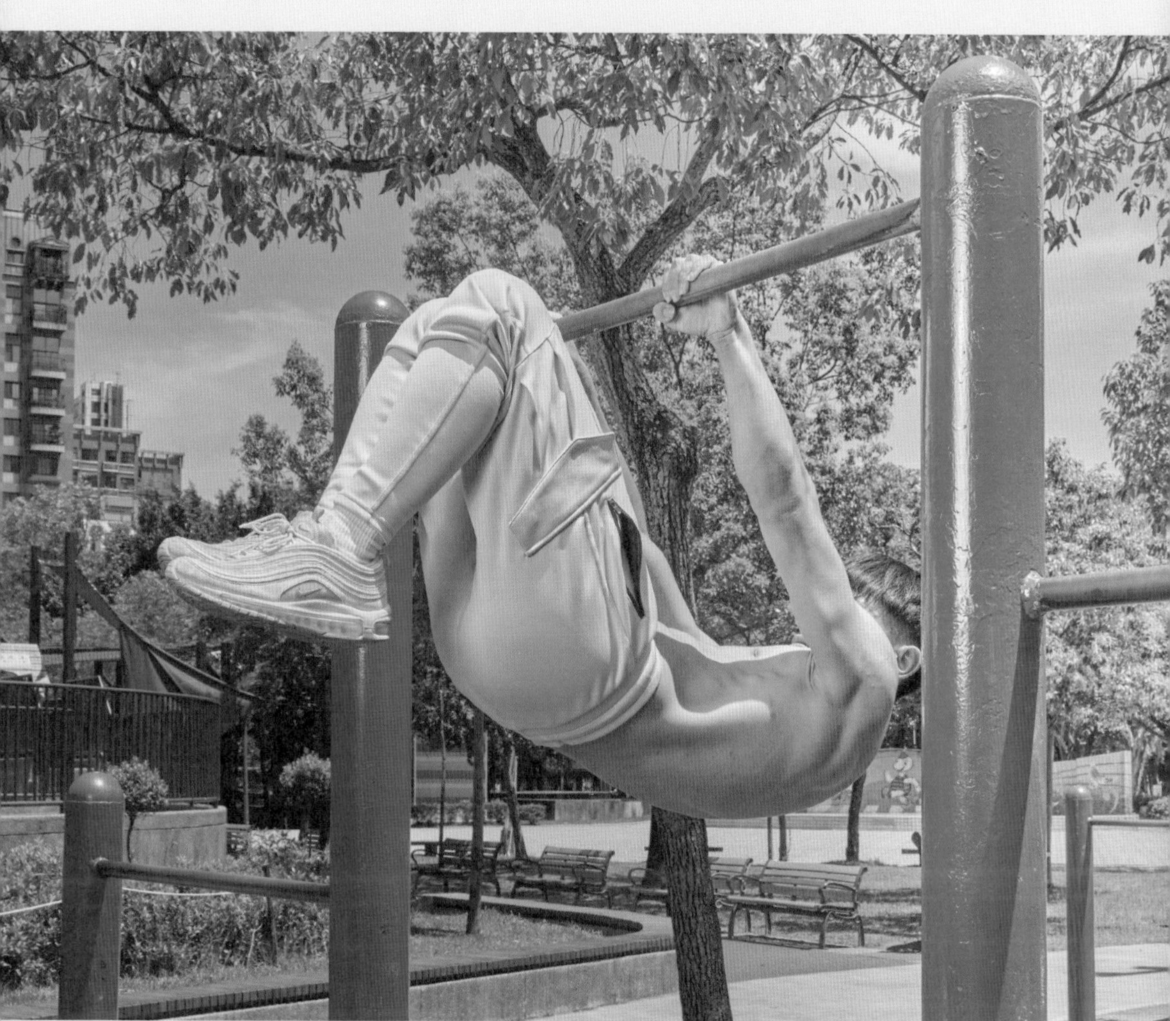

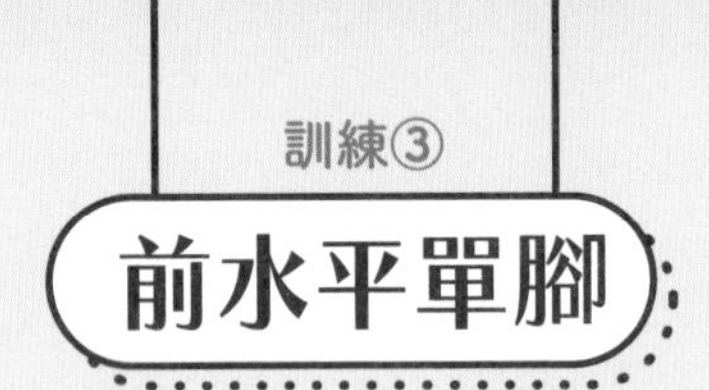

訓練③

前水平單腳

● 雙手握住單槓後，一樣將雙手打直，雙腳往上朝單槓位置抬起，一腳保持屈膝、盡可能遠離胸口越好，約在進階團身的位置上，另一腳則伸直。記住身體與地板一樣必須呈平行狀態。

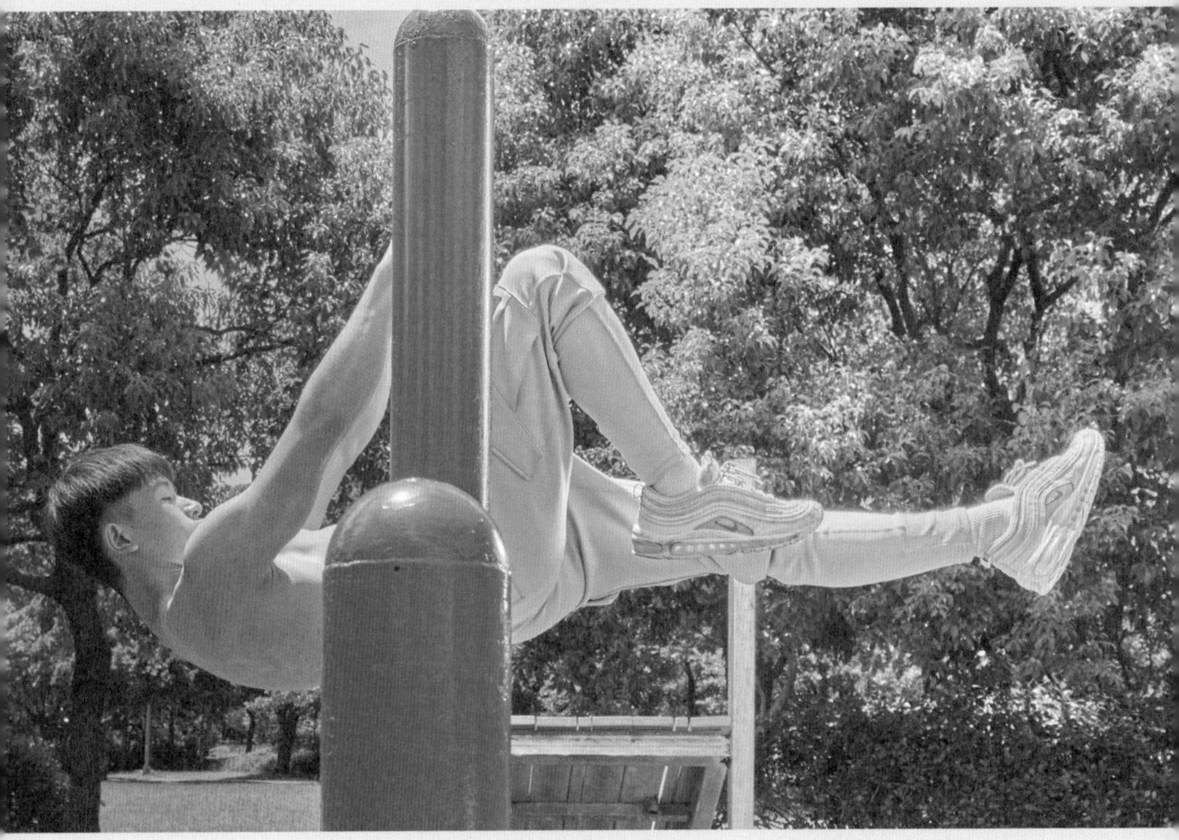

訓練④

前水平開腿

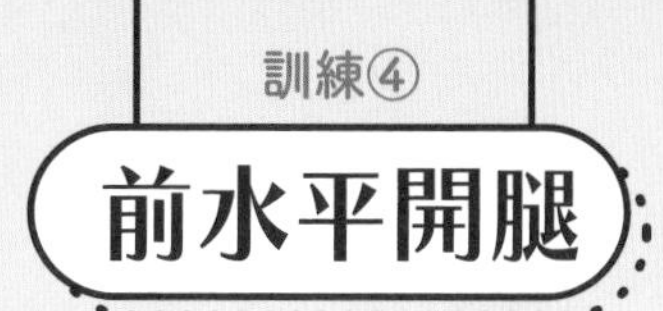

● 雙手握住單槓後，一樣將雙手打直，將雙腳伸直打開並往上朝單槓位置抬起，全身必須平行於地板。動作時把雙腳繃緊，兩腿打開的角度越大就會越輕鬆，反之要是越靠近就會越困難。

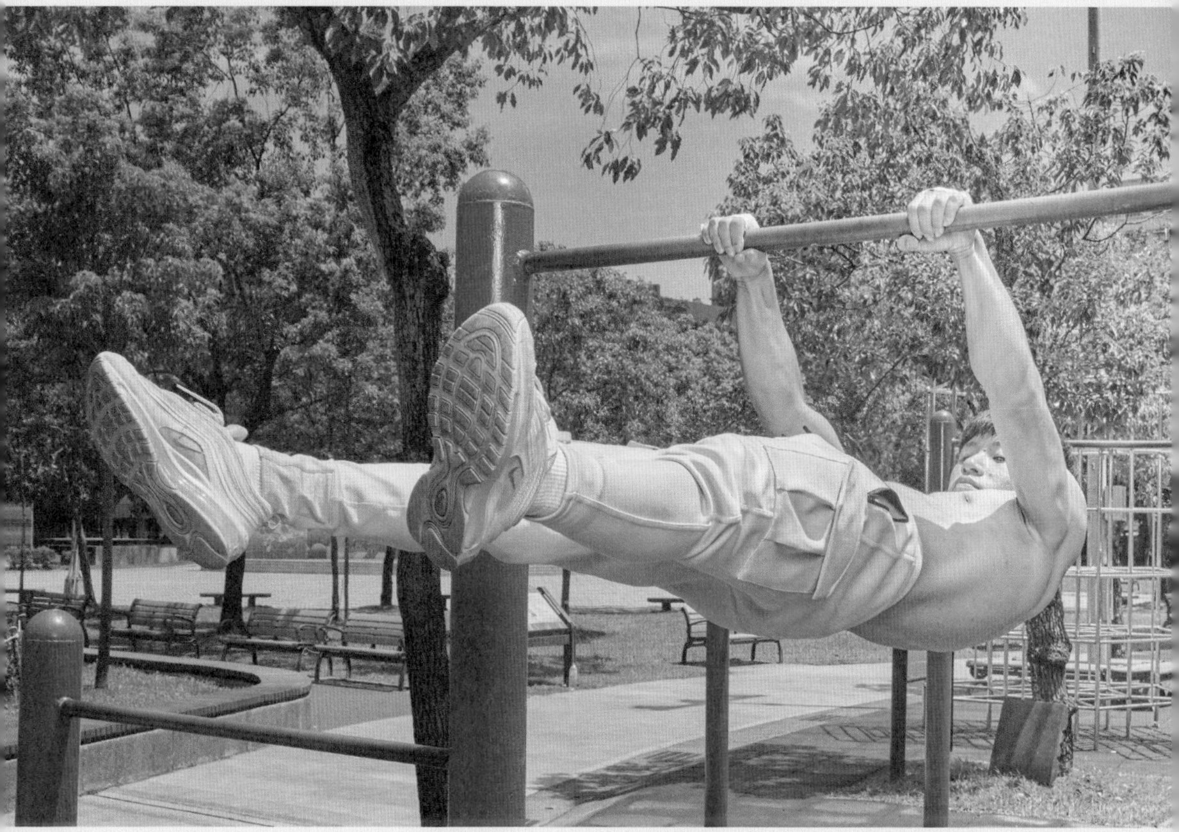

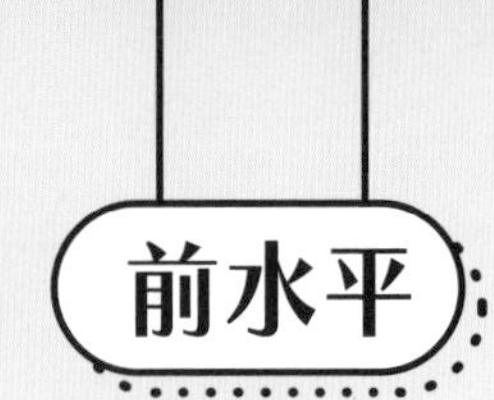

前水平

- 雙手抓住單槓後，雙手打直，雙腳併攏往上朝單槓位置抬起，身體平行於地板，全身繃緊，並維持 3～5 秒，才算是一個完整的前水平。

前水平動作示範
請掃描 QRcode

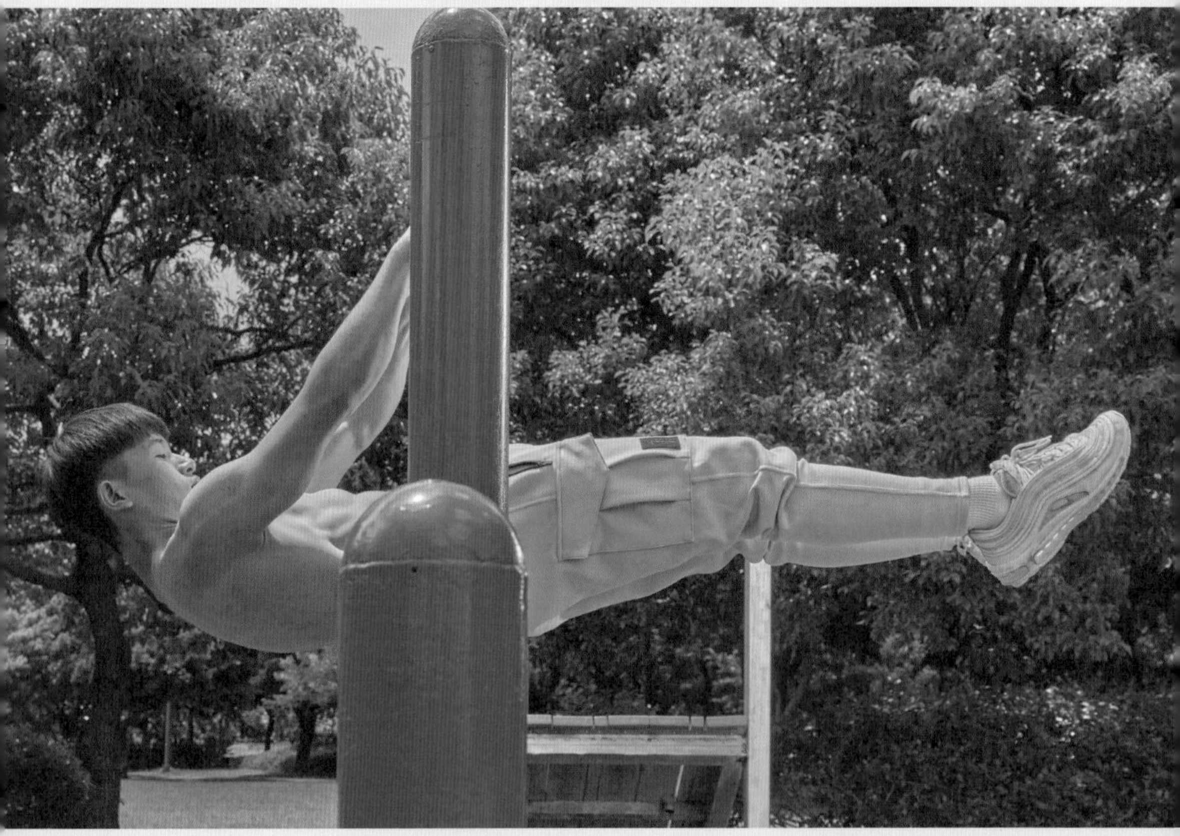

實戰4

一隻手就能拉上單槓！單手引體展現野獸般的二頭肌力

啞鈴二頭彎舉、機械式二頭彎舉、槓鈴二頭彎舉，可以說人人都做得到，但是單手引體可就不是這樣了。不過，要是可以完成**單手引體**動作，那麼啞鈴二頭彎舉、機械式二頭彎舉、槓鈴二頭彎舉也完全不是問題。

蘇聯特種部隊教官帕維爾塔索林（Pavel Tsatsouline）曾說：「這世界上仰臥推舉能做到兩倍自身體重的人，遠遠比會單手引體的人還多。」可見能做單手引體動作，具有多麼強大的肌力。我在軍、警、消或學校講課時，常常也會秀一下單手引體。大部分都會引來現場聽眾驚呼連連！街頭健身屬於全身同時發力的運動，但不同的動作還是會有哪個肌群參與多或少的狀況。而單手引體最主要就是二頭肌的力量要夠強，才有辦法完成。

接著分享如何一步步成功做出單手引體，其中訓練①～⑤可以一起相互搭配或交叉進行，比較沒有階段性的問題，藉由不同方式更能夠刺激我們的肌肉和神經，練習組數見《觀念篇6》。我們練習引體向上的動作，都是讓雙手握住比自己身體還低的單槓，現在也同樣要找到比自己身體還低的單槓，但改成用一隻手來做澳式引體。

訓練①

單手澳式引體

1 以左手握住單槓，全身繃緊保持一直線，雙腳併攏。

2 動作時肩胛骨、手肘向後帶，把右肩膀拉至碰到單槓後，再慢慢下放。同樣保持向上拉時吐氣、下放時吸氣。

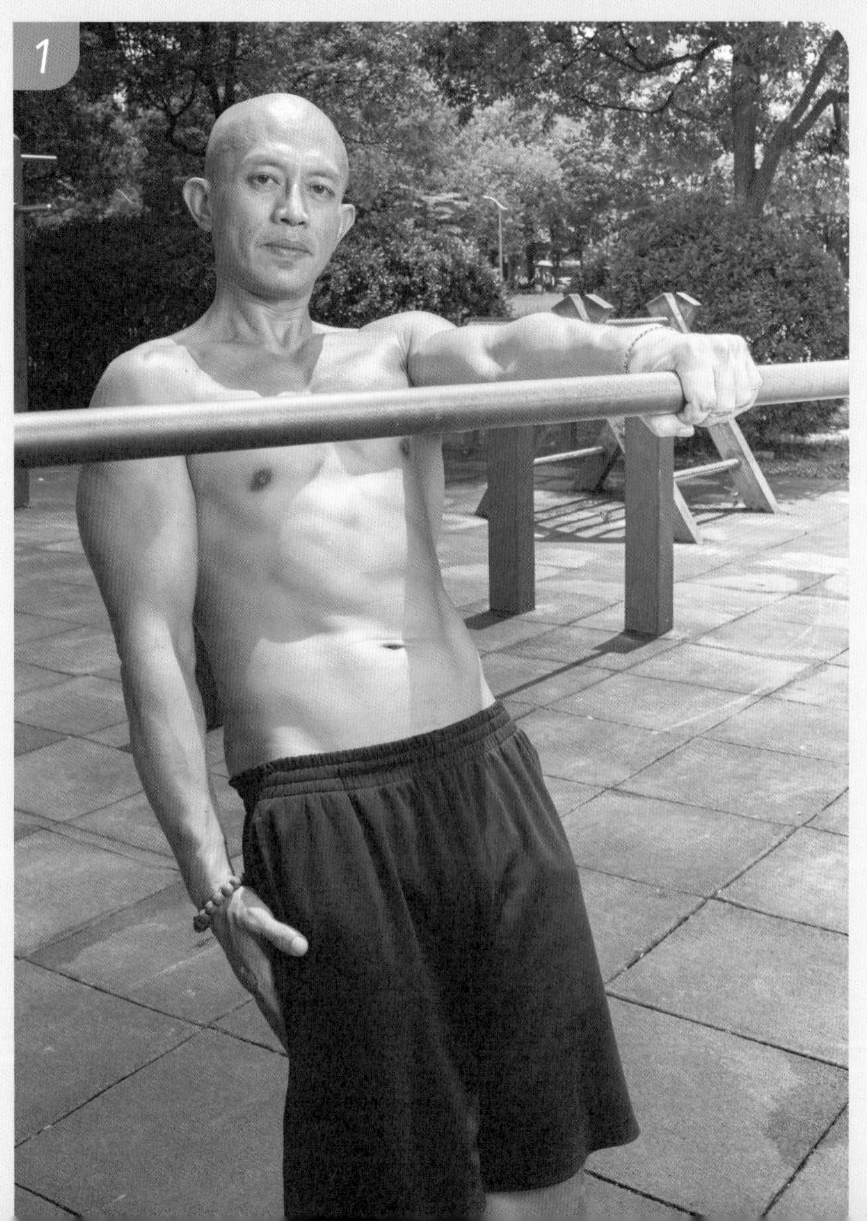

3 換右手重複上述動作，記得右手握著單槓時，則變成是要讓左肩膀上拉碰到單槓了。

★ 叮嚀大家兩邊手臂都要平衡訓練，才不會出現一手大、一手小的螃蟹手狀況。

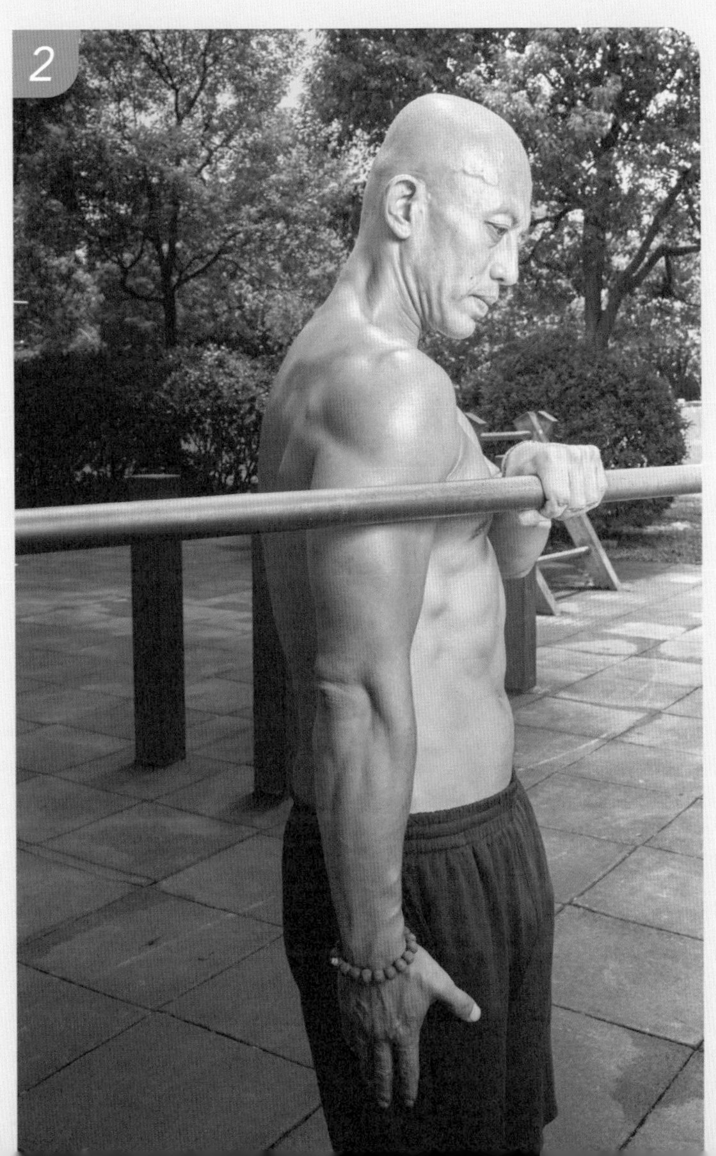

訓練②

弓箭式引體向上

這個動作要找比自己雙手往上伸直後還要高的單槓。標準的引體向上是兩手同時做彎曲和伸直，弓箭式引體上升則是右手拉時左手保持伸直（做為輔助手）、左手拉時右手伸直（這時右手則是輔助手）。此訓練可以在有輔助手的情況下，提升左右手的肌力。

1 雙手握住單槓約 1.5 倍肩寬，彎曲右側手肘同時將身體拉起且向右手靠近，左手則保持伸直並順勢支撐在槓上。

2 待右胸貼近單槓後，即可再回到起始姿勢。重複動作。

★ 動作時需把重心放在彎曲的那隻手，另一邊伸直的手臂是做為輔助用，所以應盡量不出力，最好全程都處於伸直狀態。

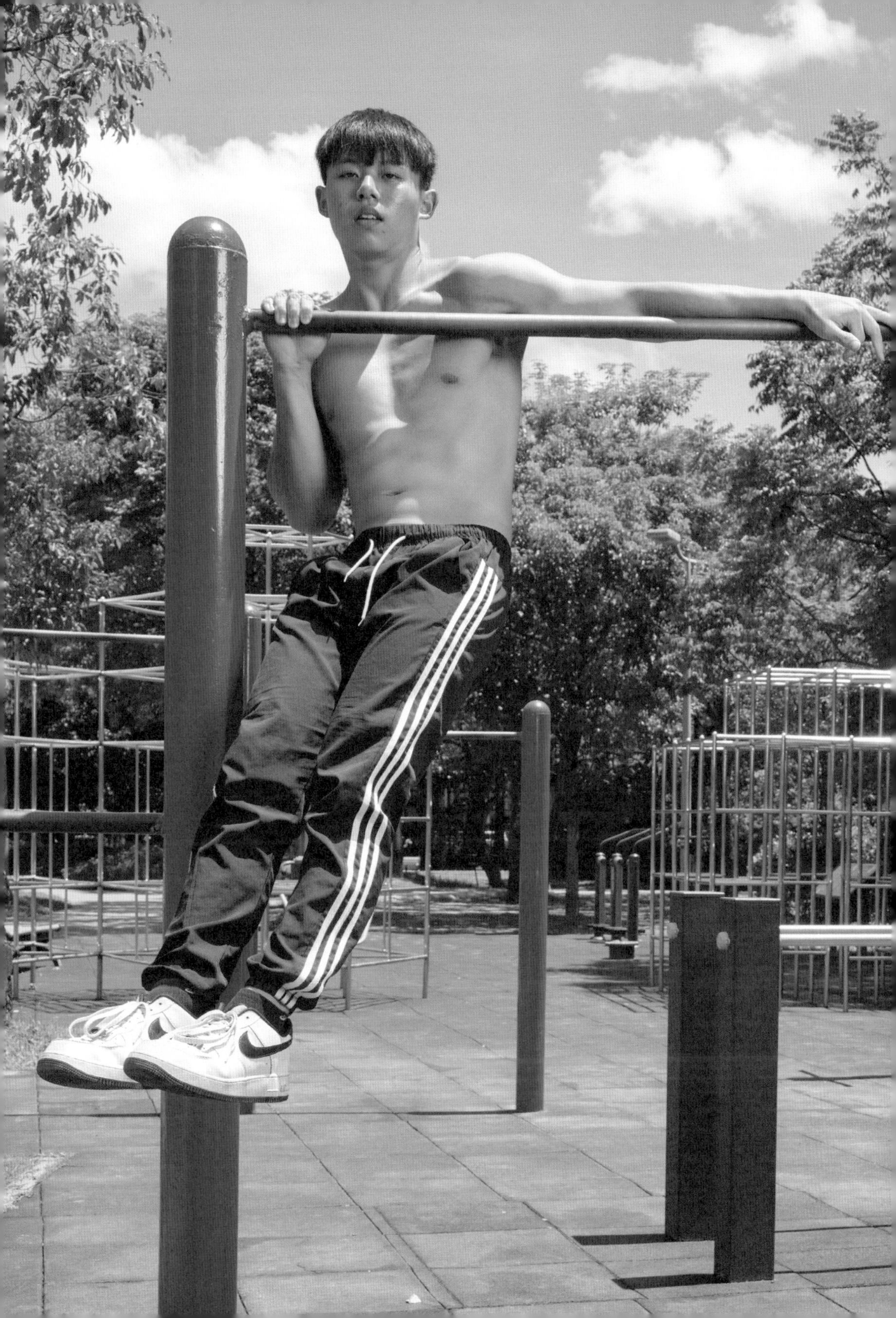

訓練③

單手引體離心練習

1 試著跳上單槓，並將其中一隻手彎曲握住單槓，另一隻手臂自然擺放在身體側邊，盡可能讓身體保持在最高點。

★ 初學者在練習這動作時，大部分在下放身體時都會像自由落體一樣，很快地就把手打直了，甚至還會握不住單槓，這是因為肌力還不足的緣故。但別灰心，多加練習一段時間後，就可以緩慢地讓手打直。

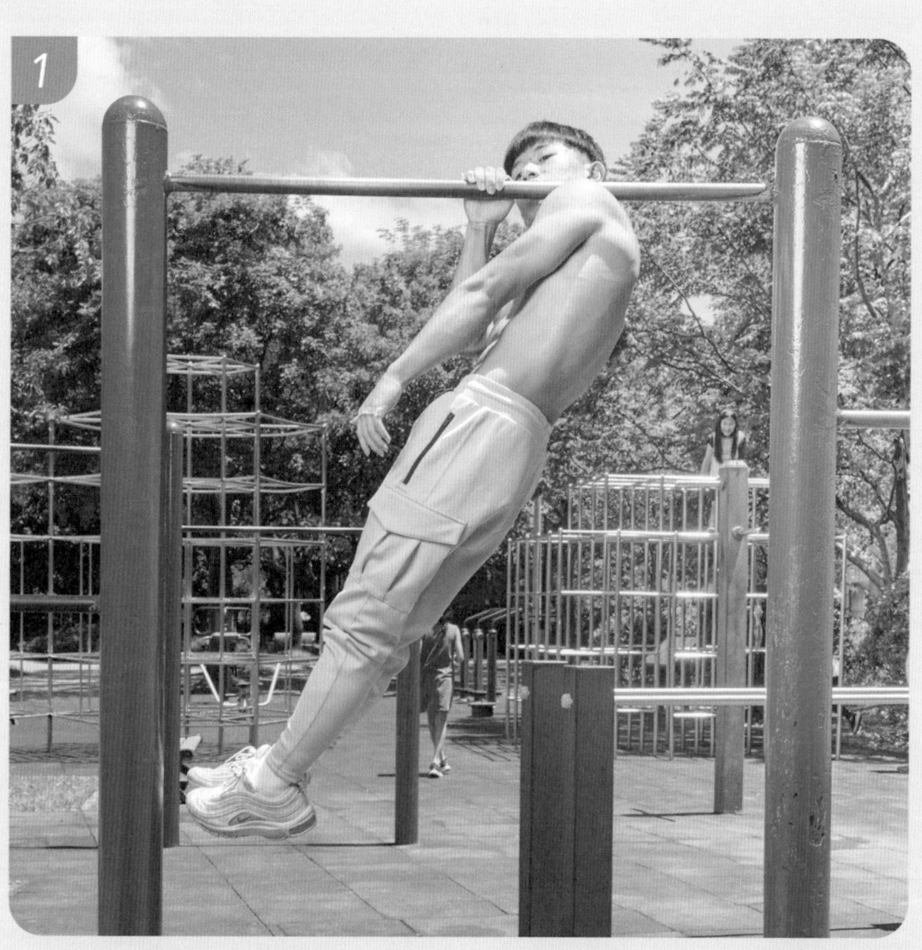

2 再緩慢讓身體下放，此時握住單槓的手也以緩慢速度打直。從身體緩降到手打直的這段時間，如能拉長到 20 ～ 30 秒是最好的，如此才能有足夠的力量嘗試做單手引體。

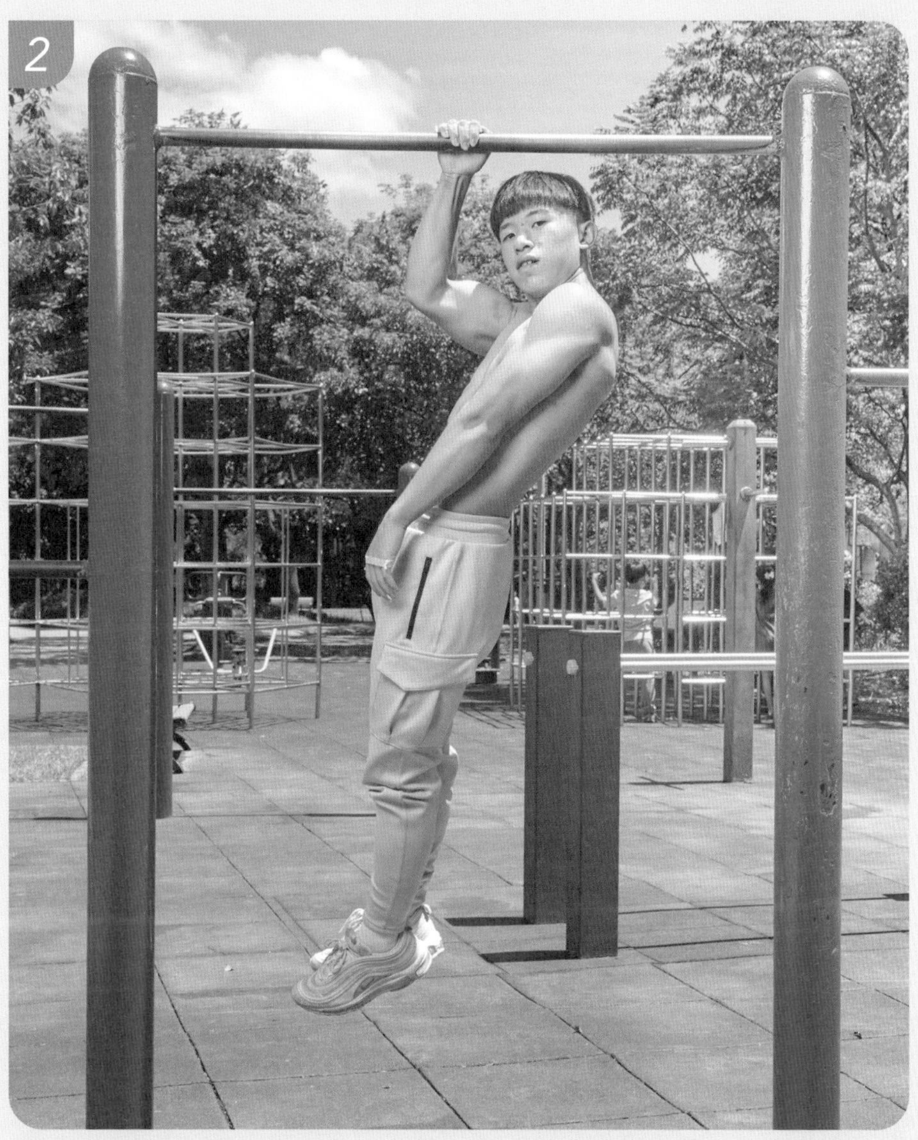

訓練④

左右互握引體向上

- 右手握住單槓，左手握住右手的前臂（約手腕處），同時將身體往上拉至左邊肩膀碰到單槓。當左手握住單槓時，則是由右手握住左手前臂。

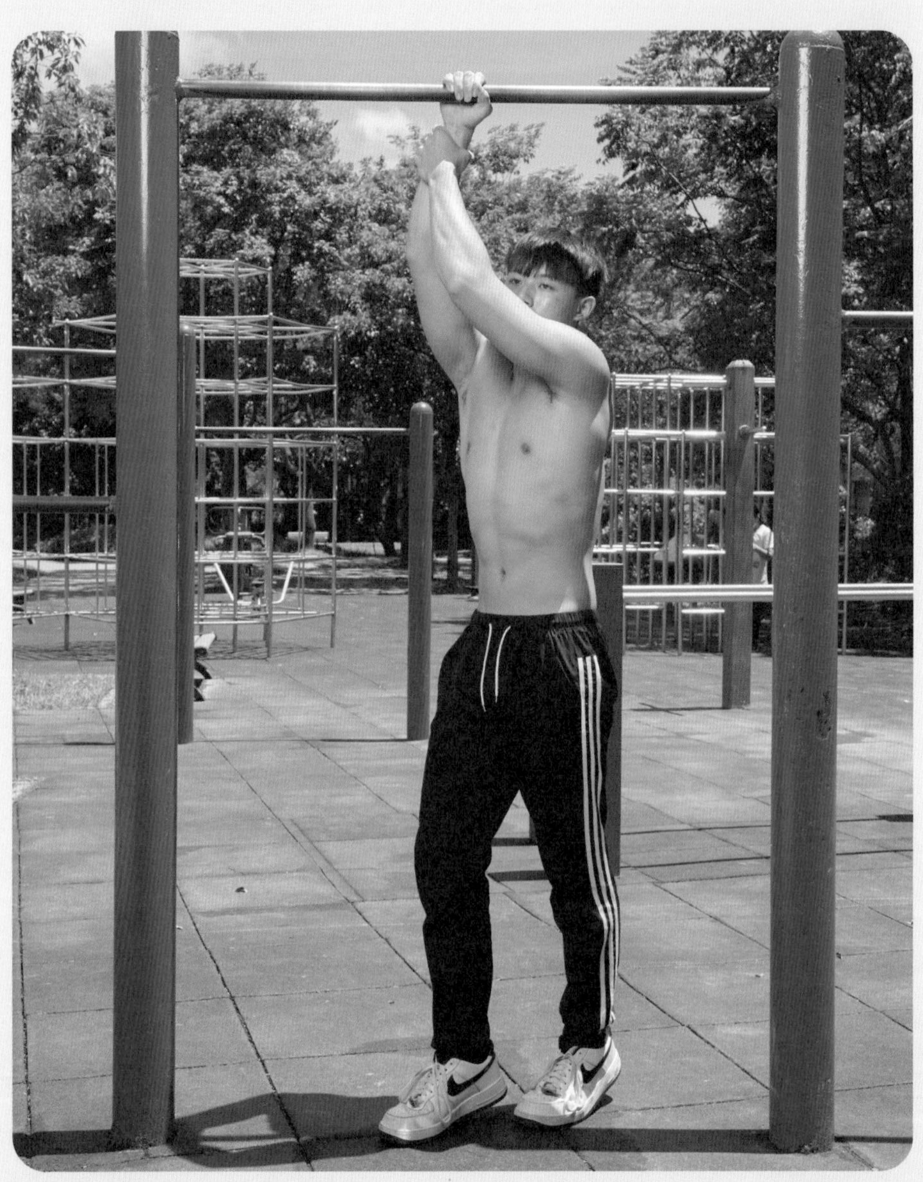

● 再緩慢讓身體下放，此時握住單槓的手也以緩慢速度打直。

★ 這個動作看似已接近單手引體向上了，但是去握住另一隻手前臂的那隻手是有幫忙出力的。

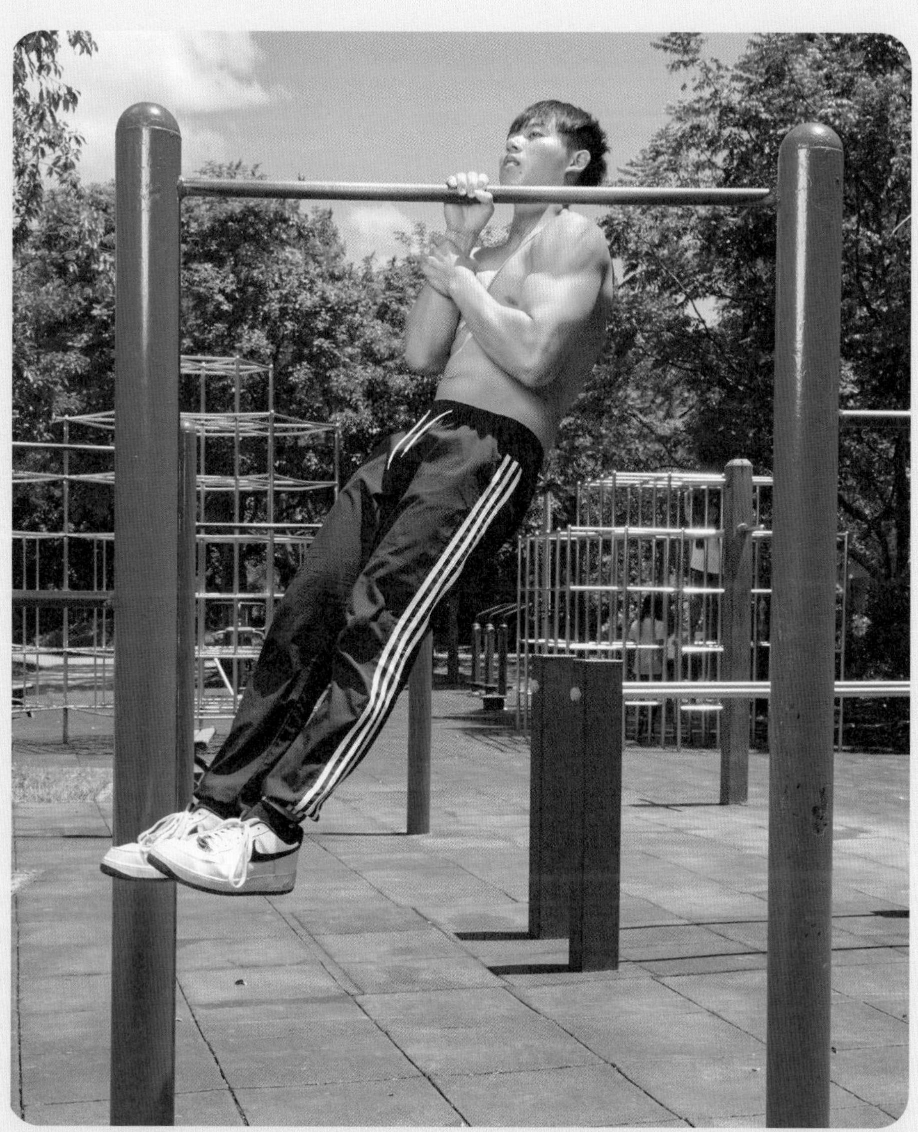

訓練⑤

彈力帶輔助單手引體

1 和前面使用彈力帶輔助引體上升的動作一樣，將彈力帶綁在單槓上之後，雙腳併攏踏進彈力帶裡。

2 以右手握住單槓，全身繃緊保持一直線，動作時肩胛骨、手肘向後帶，把身體拉至左肩膀碰到單槓後，再慢慢下放。

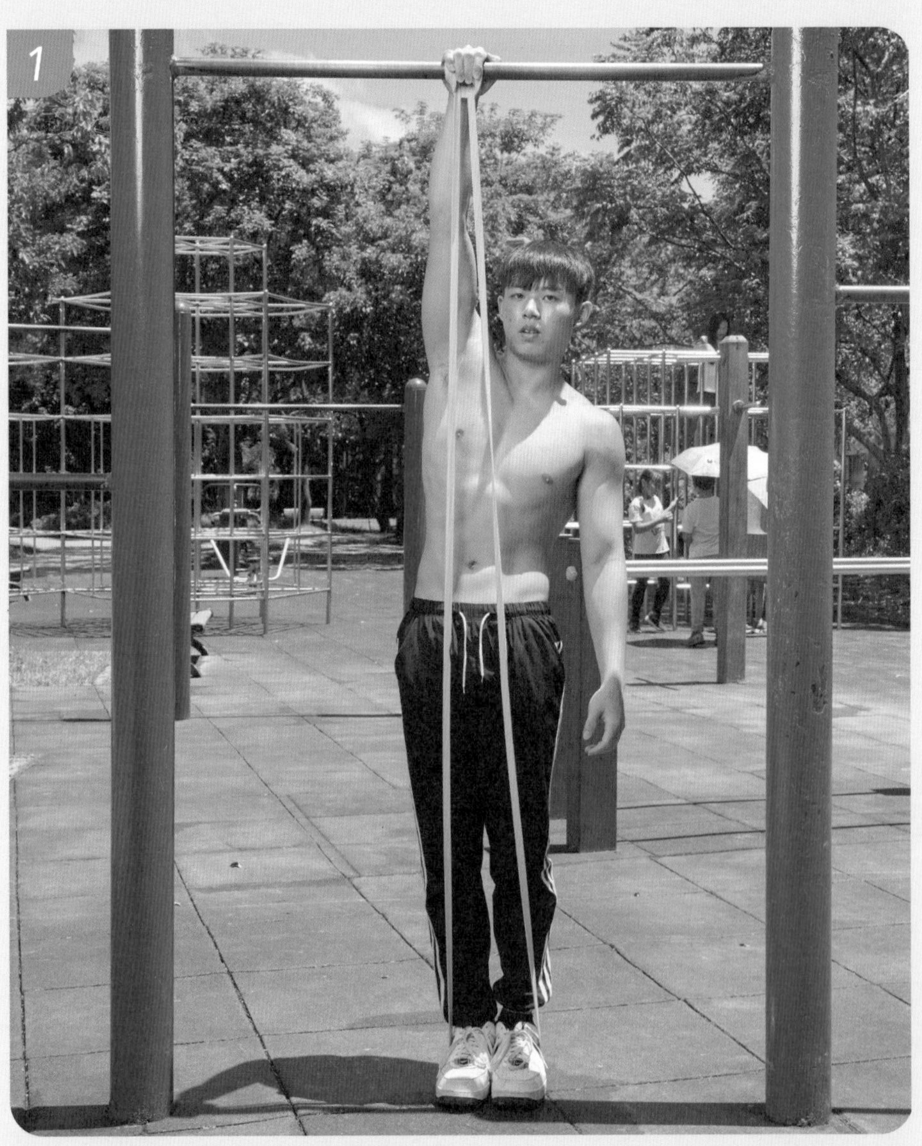

3 換左手重複上述動作，記得左手握著單槓時，則變成是要讓右肩膀上拉碰到單槓了。

★ 一開始可以用磅數重一點的彈力帶，隨著肌力的增加，可以慢慢減輕彈力帶的磅數。

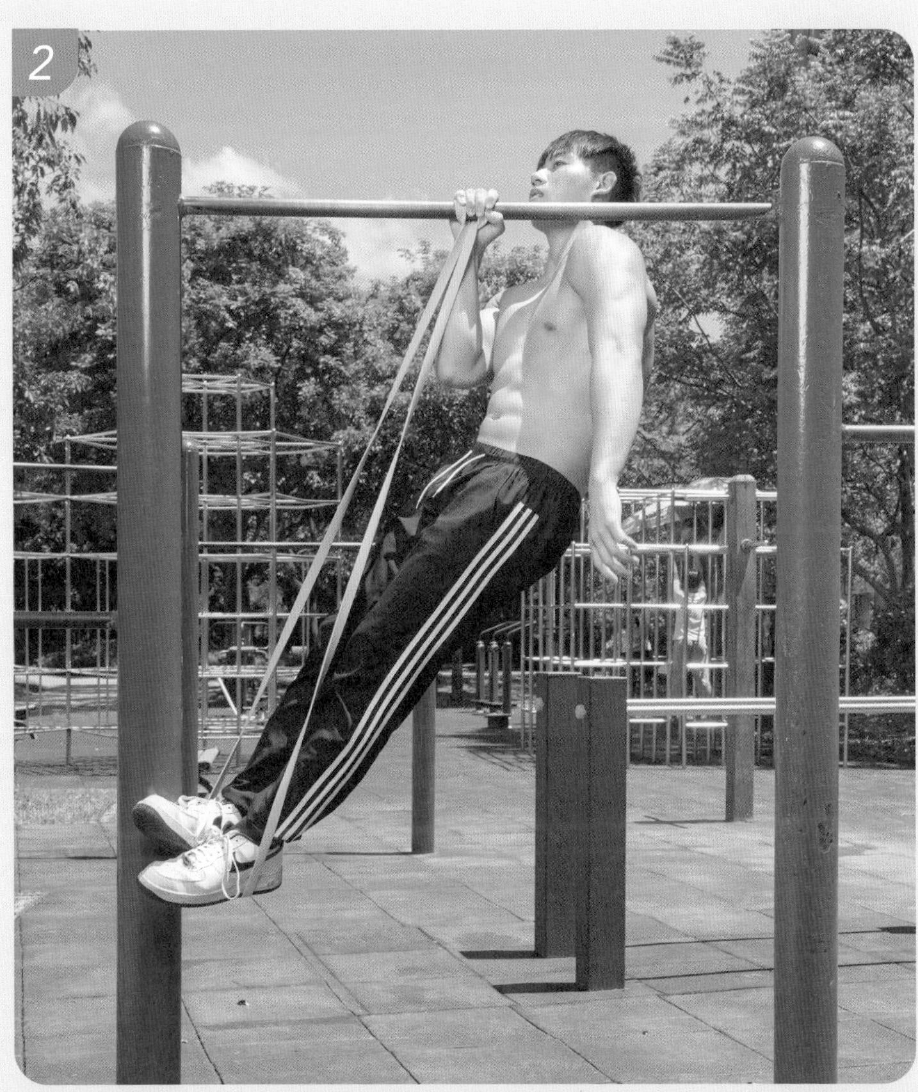

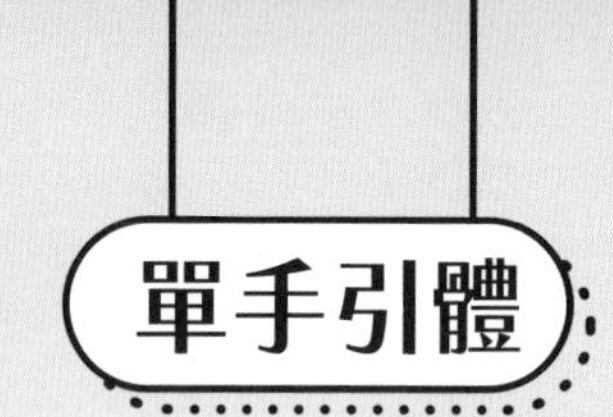

單手引體

當前面幾個訓練都能做得游刃有餘時，這時候單手引體對你應該已經不是大問題了！

1 右手握住單槓，左手自然貼放於左大腿旁，雙腳併攏繃緊，將身體拉到左邊肩膀碰到單槓，再慢慢下放。此即為標準的單手引體動作。

2 右手完成後，再換左手握住單槓，雙腳併攏繃緊，右手自然貼放於左大腿旁，將身體拉到右邊肩膀碰到單槓。

單手引體動作示範
請掃描 QRcode

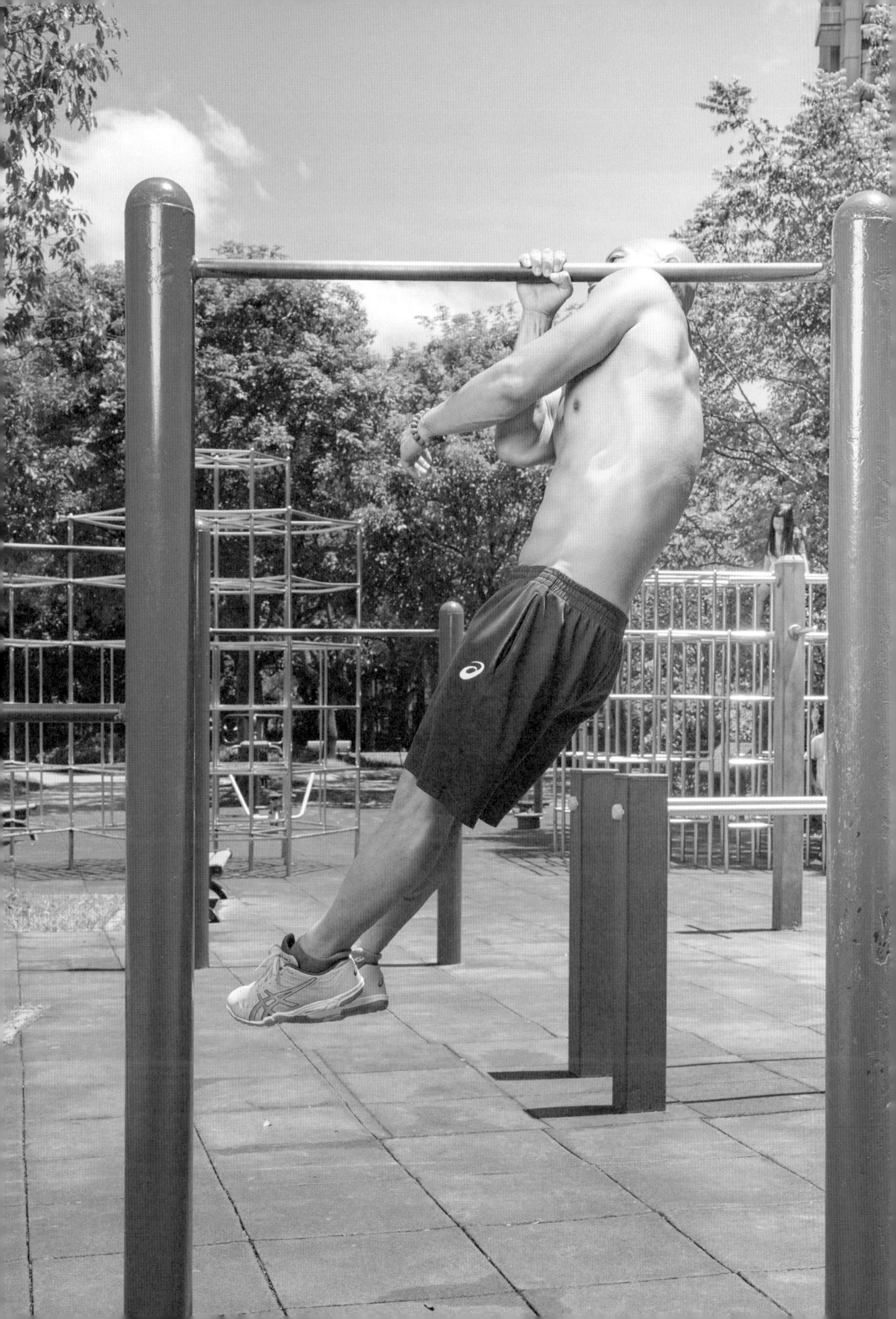

實戰5

炸裂的核心力量！必學街健經典：人體國旗

在健身房裡，人人都可以使用滑輪完成正反向伐木、側捲腹、機械式器材轉腰等動作，卻不一定能做出「**人體國旗**」。但是可以完成人體國旗動作的人，必定可以用滑輪做正反向伐木、側捲腹、機械式器材轉腰！

《囚徒健身》一書的作者保羅韋德（Paul Wade）曾說：「練側鏈腹外斜肌的最好方式，就是人體國旗。」

人體國旗是街頭健身五大神技中最具觀賞性的動作，也是我每次去教課時，學生看到我示範結束後一定會拍手或尖叫連連的動作，甚至有人會要求我再示範一次，方便他們錄影。

「人撐在旗竿上，就像一面旗幟飄揚」的這個動作，除了具備高度的觀賞性之外，人體國旗也兼具了實用性，非常適合用來鍛鍊側鏈。其實，街頭健身的每一個動作不只是看起來很酷、很帥而已，更重要的是能幫助我們打造超強的肌力和恐怖的核心。

曾經有位退役的健美選手嘲笑街頭健身，認為只是在耍猴戲。我當時回他：「你能做的動作我都能做，但我能做的動作你卻完全做不到！到底誰比較厲害？」不過大家別擔心，這個動作的難度並不會太高。現在就讓我來教大家如何練習人體國旗。

練習人體國旗有直握、橫握兩種方法，我們可以找柱子、路燈燈桿、鐵窗、單槓、屋柱、樹幹、路標指示牌、攀爬梯等合適的器材來練。

要提醒一點：手握槓時包含大拇指在內都是採「虛握法」，也就是手掌是扣住槓的方式，下手要推撐，動作時雙手伸直並將胸轉正。

訓練①

單手懸吊

1 找一個比自己身體還高的單槓，單手握住單槓，雙腳併攏、全身繃緊，讓身體懸空。

2 維持不動幾秒鐘，若能維持 20 ～ 30 秒是最好的。回到起始位置後，換另一手交替練習。此動作能鍛練人體國旗所需的上手拉力，可和訓練②同時進行。

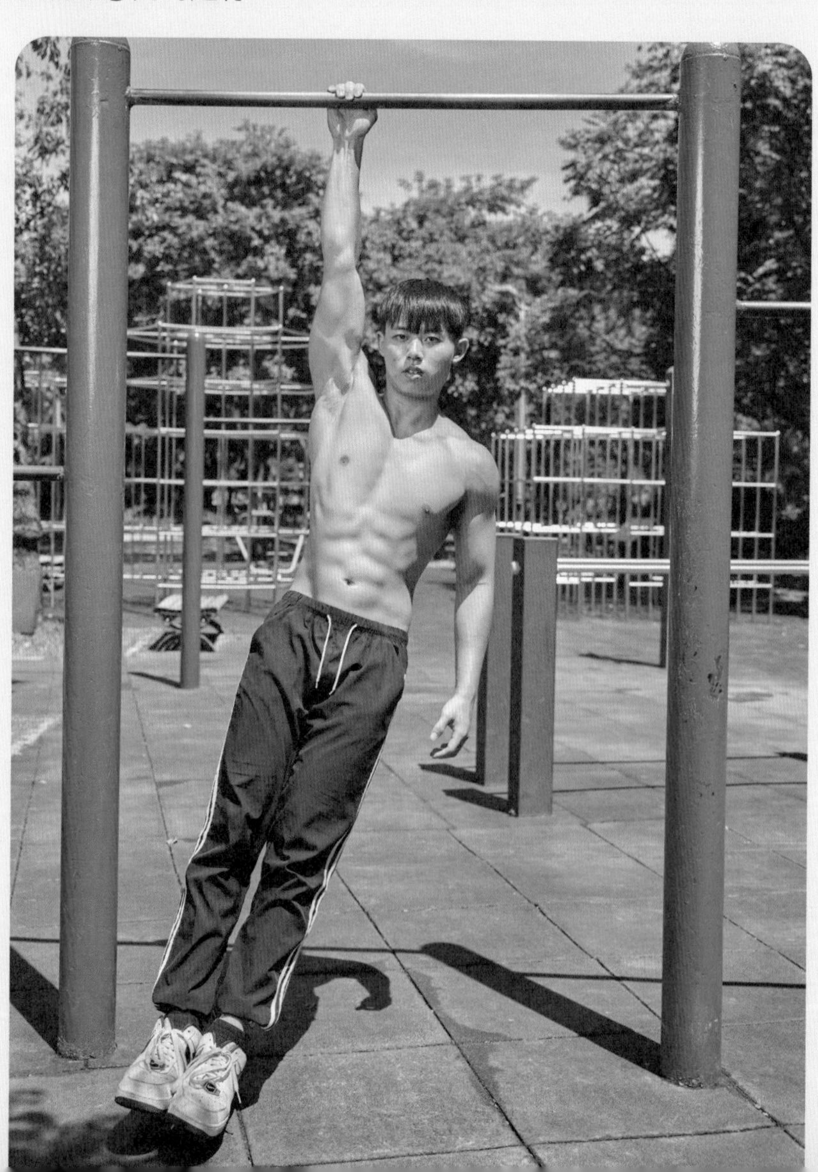

訓練②

手掌撐側棒式

做側棒式時有人會用手掌撐，也有人以手肘來支撐。而我們要練習用手掌撐，才能練習人體國旗下手的推力。

1 身體以單邊手掌撐直靠在槓的旁邊，手與雙腿打直、身體伸直，保持穩定，用腹部出力支撐。

2 將距離地面較遠的那一側手腳往上打開，全身只剩靠近地面的單邊腳尖和手掌接觸地板。最好能撐超過 30 秒，再慢慢下放身體、回到起始位置。兩邊交替練習。

★ 隨著動作越來越進步，可以將腳墊高，盡量讓身體呈一直線且和地板平行，這時手的推力更能夠有效提升。

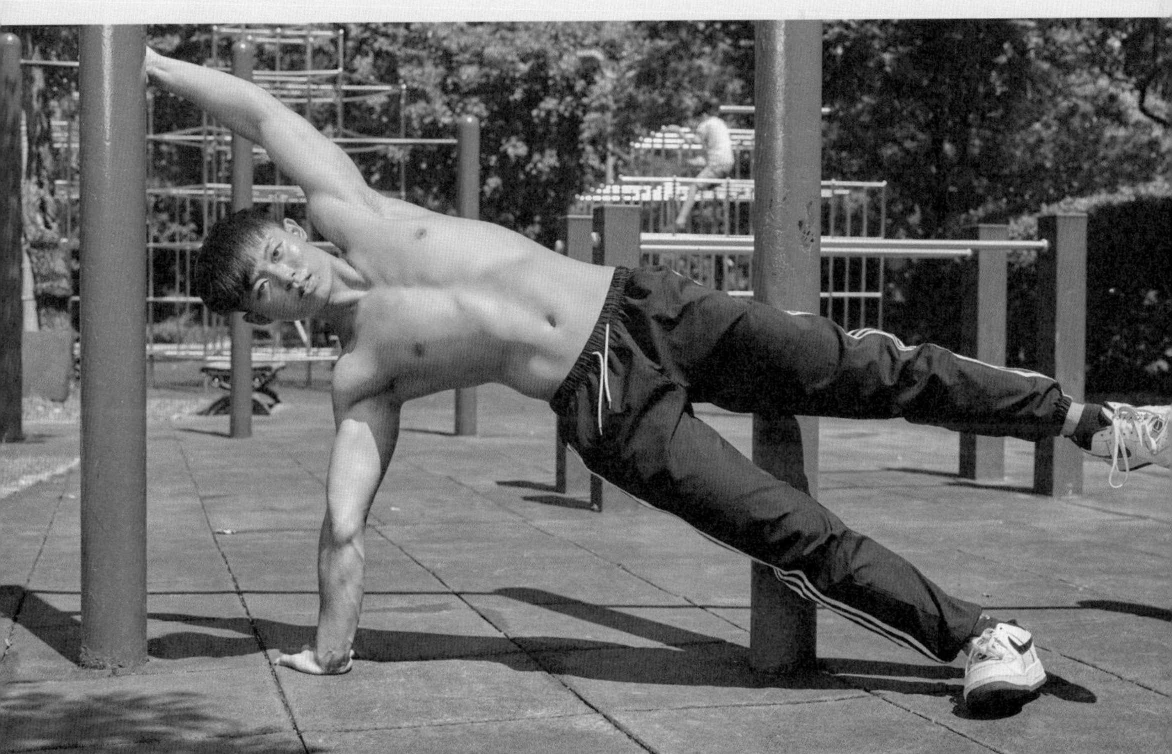

訓練③

擺盪身體

1 找一根你想練習人體國旗的桿子，右手握住桿子上方，左手握住桿子下方；或左手握住桿子上方，右手握住桿子下方。兩邊都必須練習。

2 握好桿子後，單腳擺盪帶動另一腳，當右手在上時，以右腳擺盪帶動左腳；左手在上時，則是用左腳擺盪帶動右腳，嘗試讓腳擺盪的高度能和地板呈平行。

★ 一開始一定會是無法完成擺盪動作的，也可能荒腔走板。但隨著時間過去，擺盪就會越來越順，甚至有人很順暢地擺盪後，突然之間就做出人體國旗了！

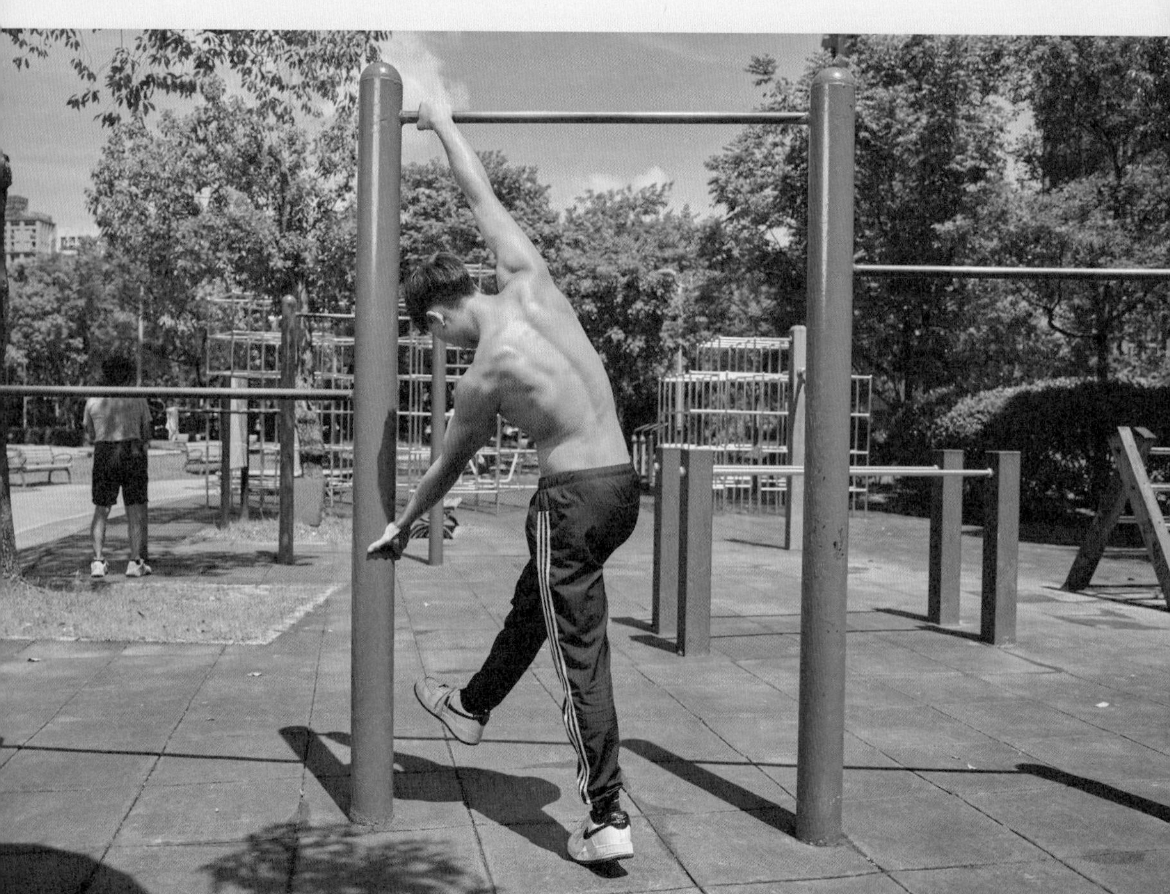

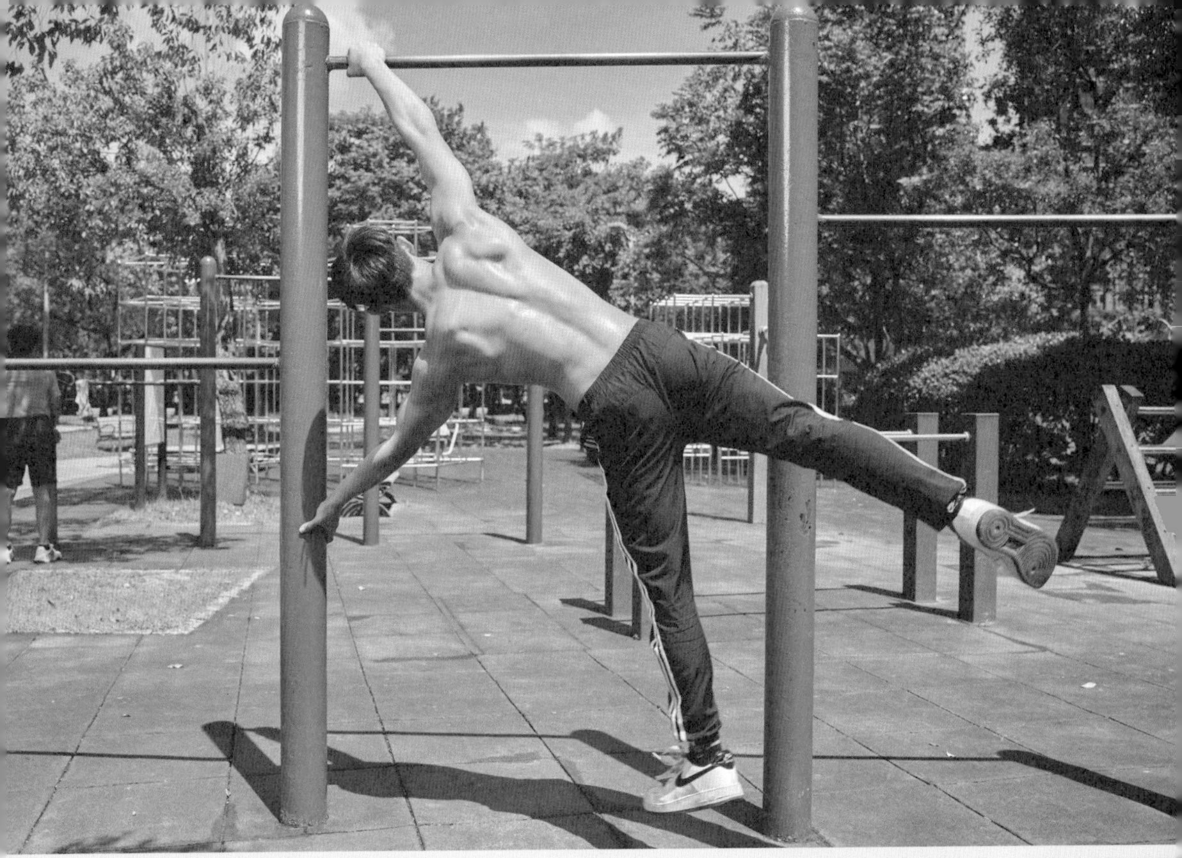

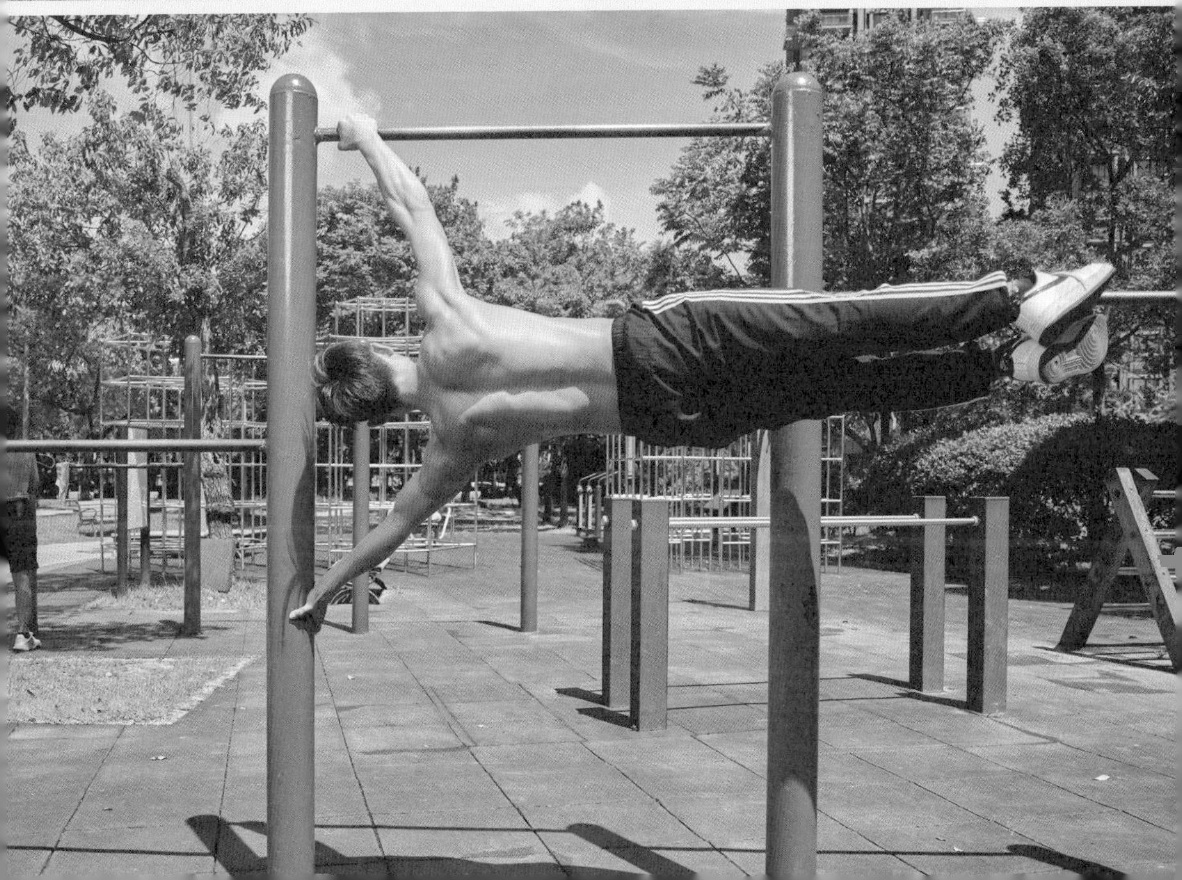

訓練④

離心人體國旗

1 上手和下手抓住桿子，將雙腳往上朝頭部跳躍至靠近槓的位置，也就是變成頭下腳上姿勢。

2 慢慢將雙腳離心下放，至身體與桿呈 90 度的人體國旗角度（若能定住不動維持 3 秒最好），再讓雙腳慢慢回到地面、回到起始動作。

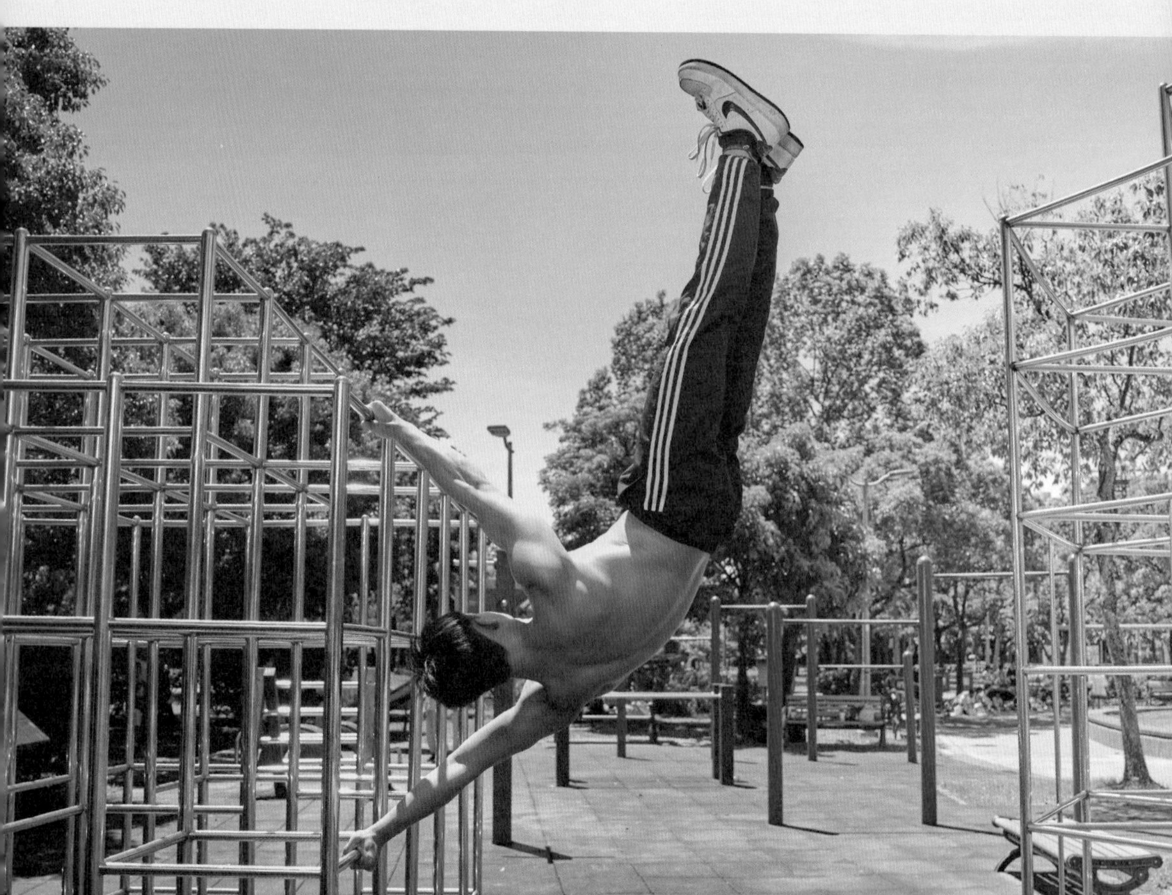

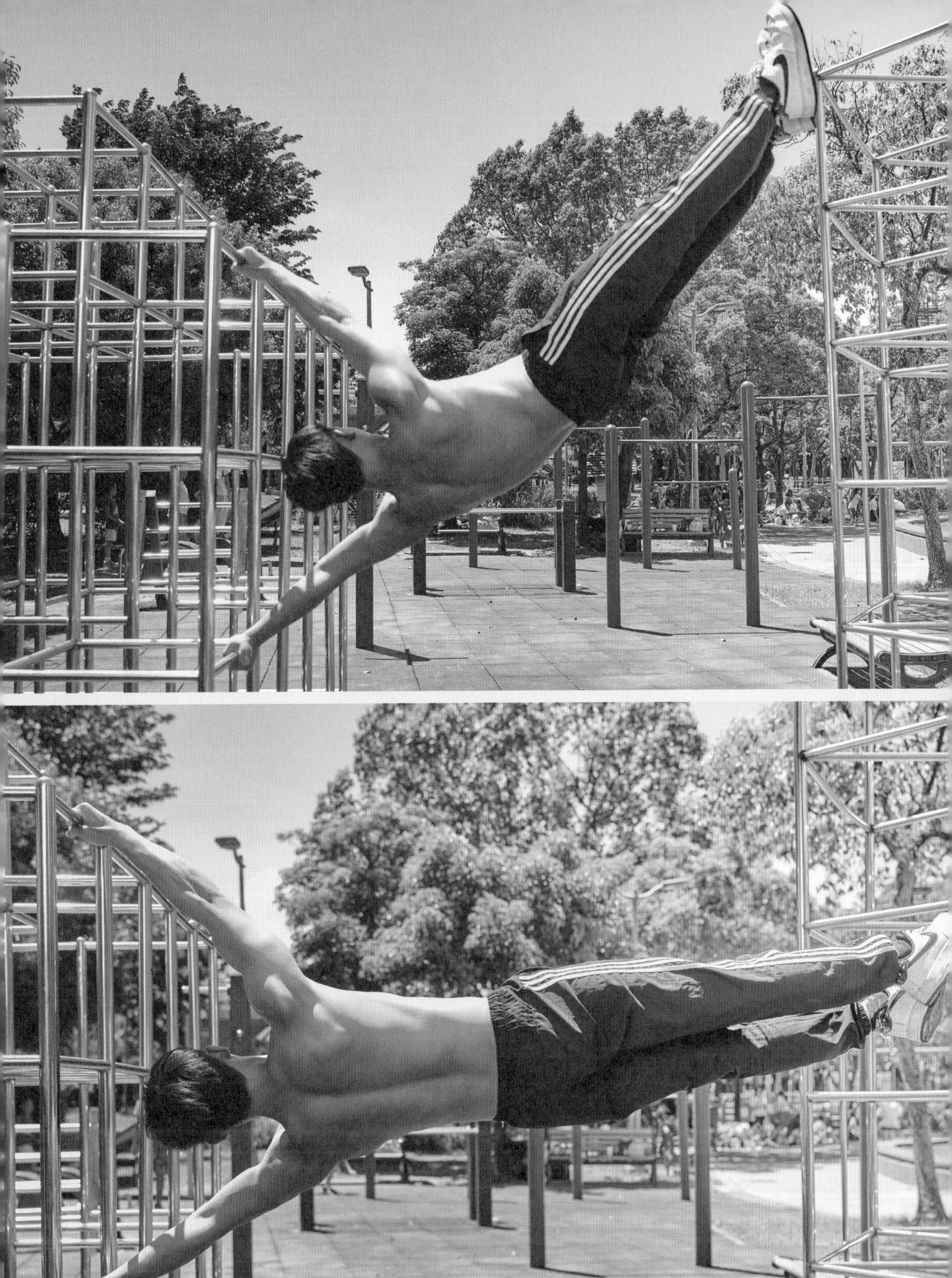

訓練⑤

彈力帶輔助人體國旗

- 將彈力帶綁在單槓上，雙手一上一下握槓，兩腳踏進彈力帶裡，模擬人體國旗的動作，再回到起始姿勢。

★ 初學者可以使用磅數較重的彈力帶，隨著肌力提升後，便可改換磅數較輕的彈力帶。此訓練可以和「擺盪身體」與「離心人體國旗」兩個相互搭配進行。

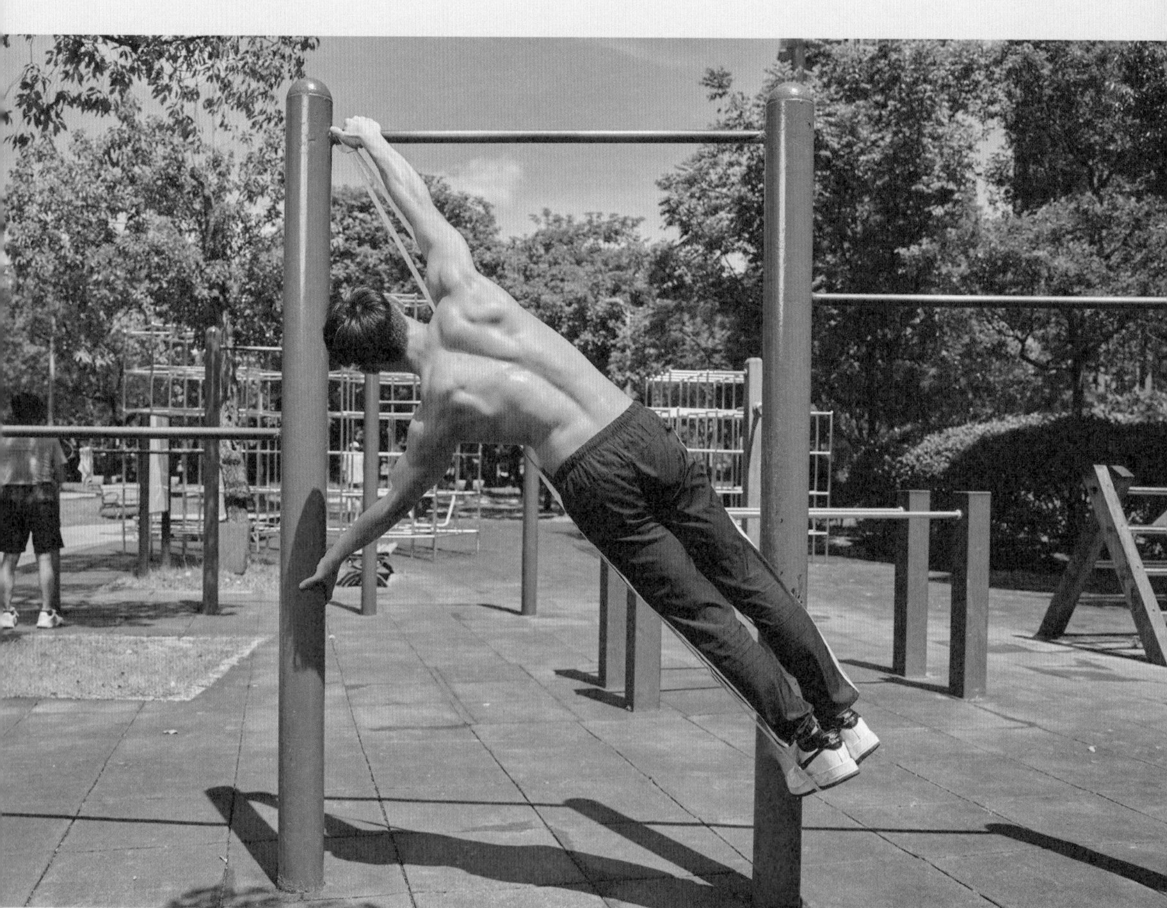

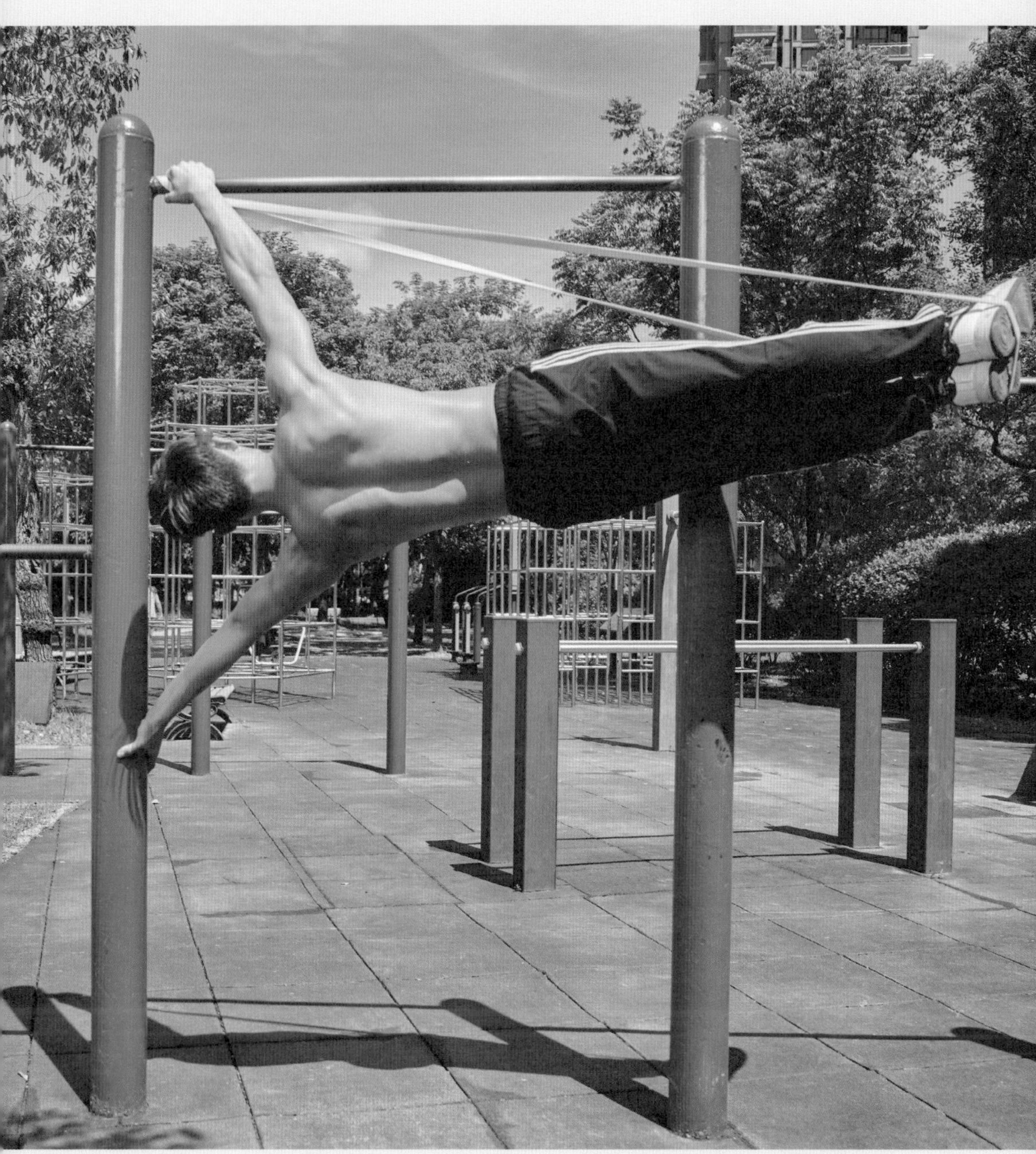

人體國旗

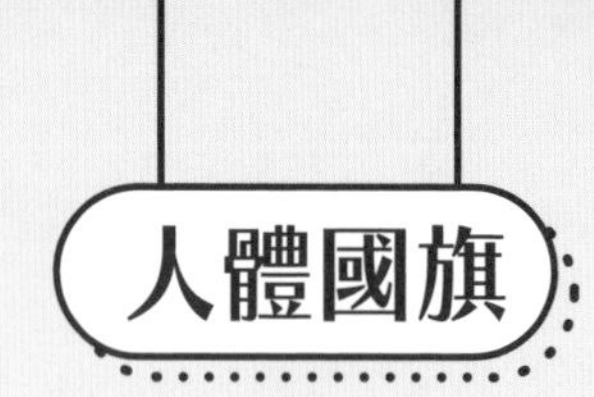

- 當我們學會上手拉、下手推與擺盪等動作後，試著將這三個動作結合，也就是當身體能擺盪到人體國旗的高度時，試著上手大力拉、下手用力推、核心和雙腳繃緊。能夠保持支撐自身體重、身體與地面平行3～5秒，就是一個標準的人體國旗動作了。

人體國旗動作示範
請掃描 QRcode

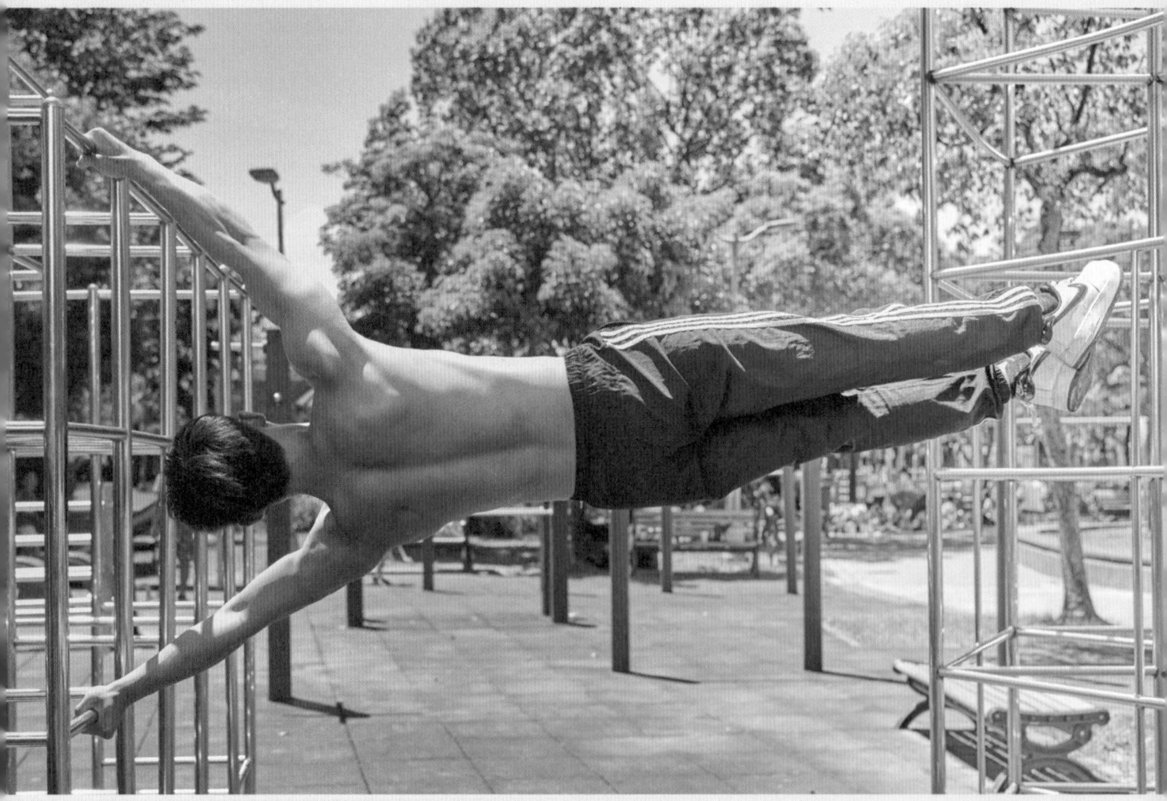

實戰6

晉身百萬俱樂部！街健五大神技之首：俄式挺身

人人都可以臥推，卻不是人人都可以做俄挺；但可以完成俄挺動作的人，一定可以做臥推。

街頭健身訓練分為「花式」和「力量」兩大類型，「花式」是指在單槓上轉、拋、翻之類的動作；「力量」就是本書所介紹的五大神技，而五大神技之中最難的則是**俄式挺身**，又稱**俄挺**，全世界只有百萬分之一的人能做到。

那麼小龍健身房的成績如何呢？包括我和兩個兒子在內，目前共有六個人擠進了百萬俱樂部！若再加上台中街頭健身團的團友，則是有十位能完成這個動作。

初學者可能會被倒立、暴力上槓、人體國旗這些動作吸引；但進階者，也就是能在街頭健身堅持下來的人，都會以俄挺為目標。鍛練比較久的街頭健身選手，最常問彼此的也是：「你俄挺練得如何了呢？」

能夠完成俄挺這動作，我會佩服你的意志力。可能年紀的關係吧！這動作我練了快三年，沒有放棄、一直堅持才練成。當然，比較年輕或身體素質較好的人，通常並不需要練這麼久才能成功喔！

以下說明俄挺的訓練方法，和前水平一樣，肌群必須出力維持等長收縮的動作均以20～30秒為基準。當一個動作能維持這麼長的秒數時，便可進入到下一個訓練動作，以下①～④都是如此。

不過訓練⑤和訓練⑥屬於輔助動作，可以跟①～④任一訓練同時練習。此外，練習俄挺之前要注意：手腕的熱身很重要！

訓練①

團身俄挺

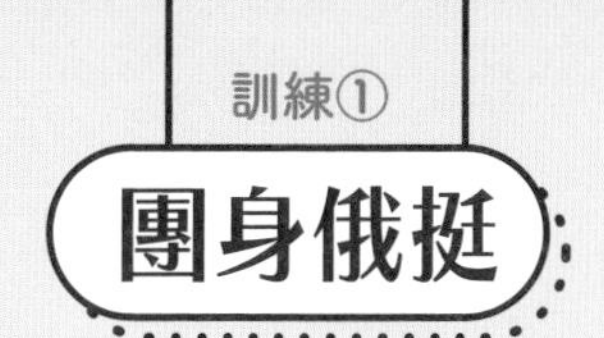

單槓、雙槓、地板練習都有人用，我們盡量減少所需用到的器材，初學者只要一塊地板或公園的地墊、草皮，就可以做了。

1 雙手約與肩同寬、放在地板上，手掌的虎口朝身體前方，兩手手臂打直撐住自己的全身體重。

2 雙腳離地，雙膝碰到胸口，即是一次完整的團身俄挺。將雙腳放下，回到起始姿勢。

★ 記住：做俄挺動作時，一旦手彎曲就不算是標準的俄挺，手臂打直和彎曲這兩者的難易度相差很多。

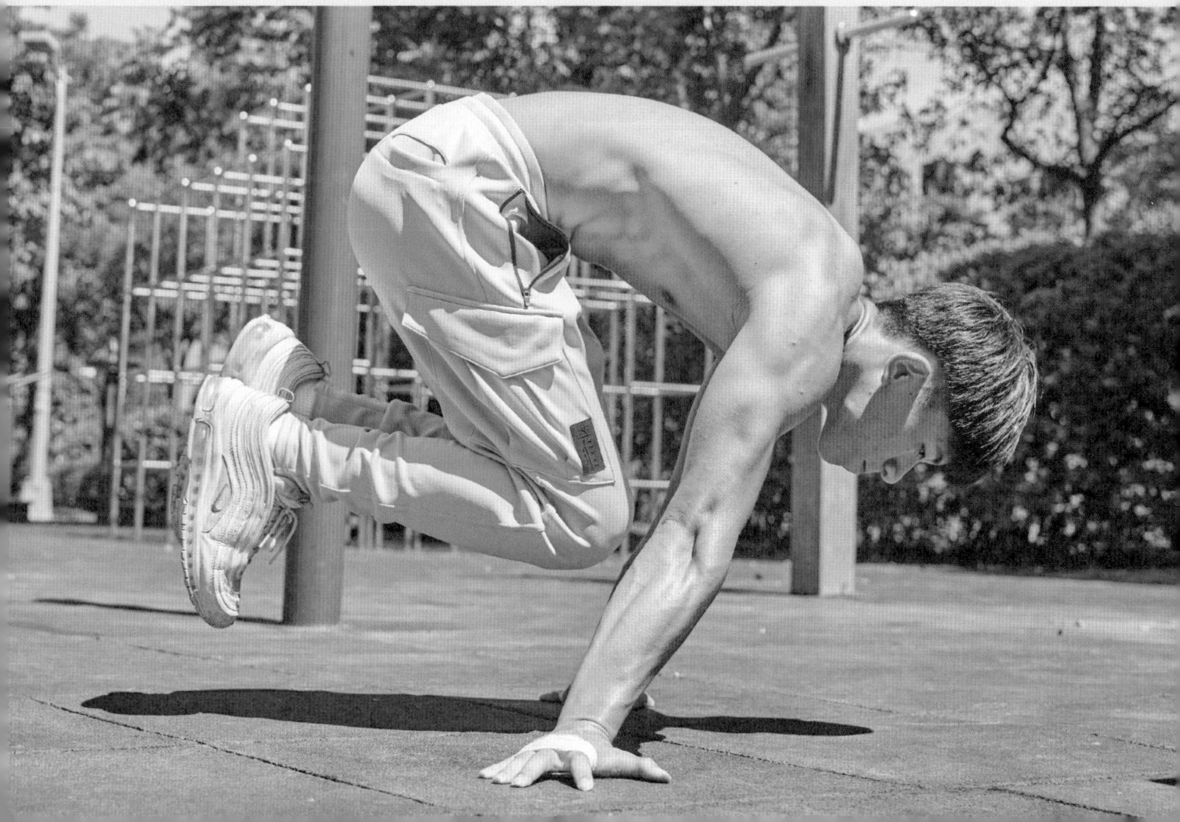

訓練②

進階團身俄挺

1 雙手約與肩同寬、放在地板上，手掌的虎口朝身體前方，兩手手臂打直撐住自己全身的重量。

2 雙腳離開地板，並盡可能讓雙膝遠離胸口。

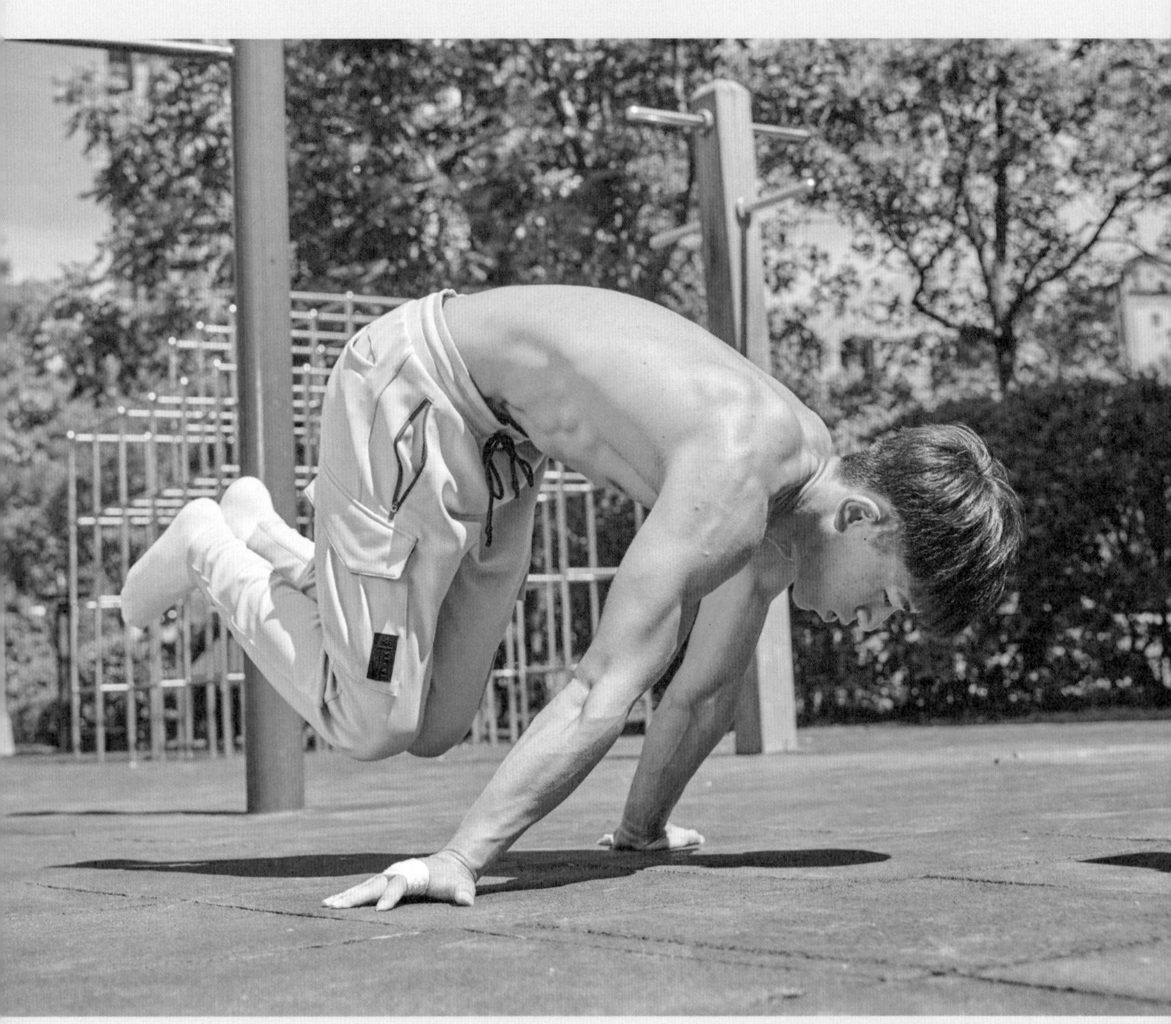

訓練③

單腳俄挺

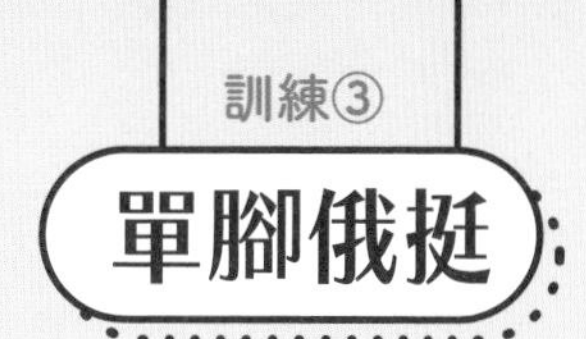

1 雙手約與肩同寬、放在地板上，手掌的虎口朝身體前方，兩手手臂打直撐住自己全身的重量。

2 雙腳離開地板，一腳伸直和地板呈平行，另一腳膝蓋保持彎曲（初學者可以讓膝蓋靠近胸口，進階者盡量讓膝蓋遠離胸口）。

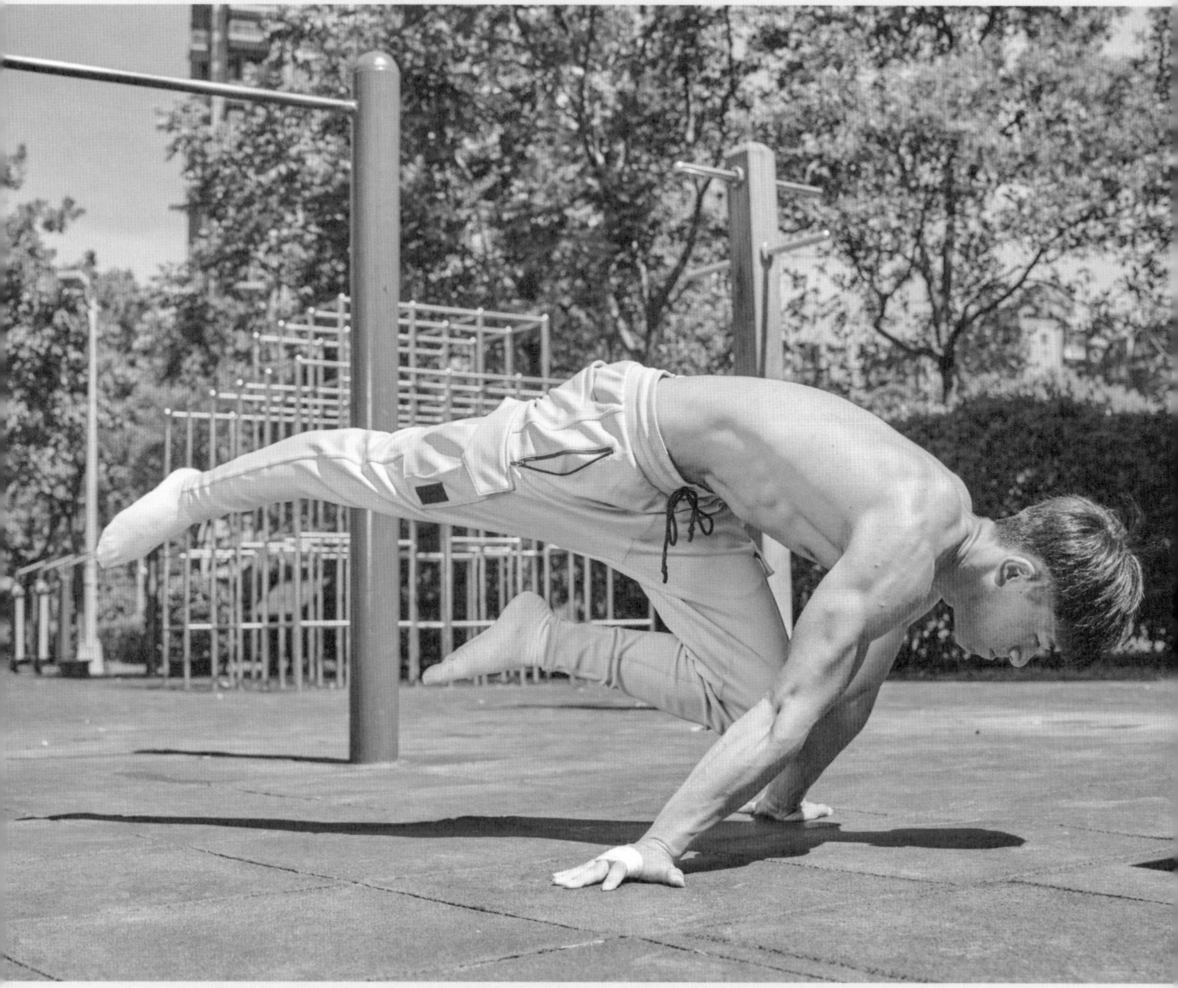

訓練④

開腿俄挺

1 雙手約與肩同寬、放在地板上，手掌的虎口朝身體前方，兩手手臂打直撐住自己全身的重量。

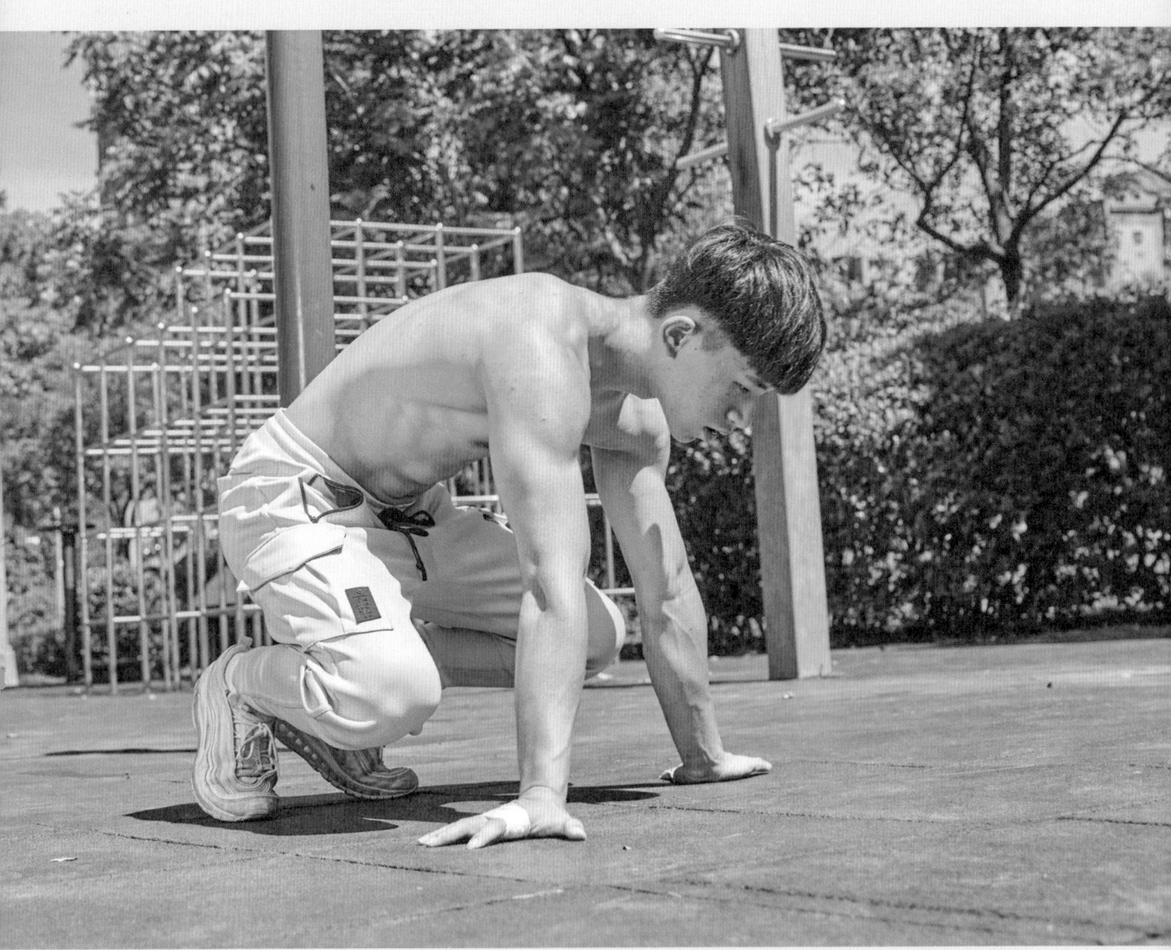

2 雙腳伸直打開並離地，且與地板平行。雙腳如果打得越開就會越簡單，雙腳越接近併攏就會越困難。

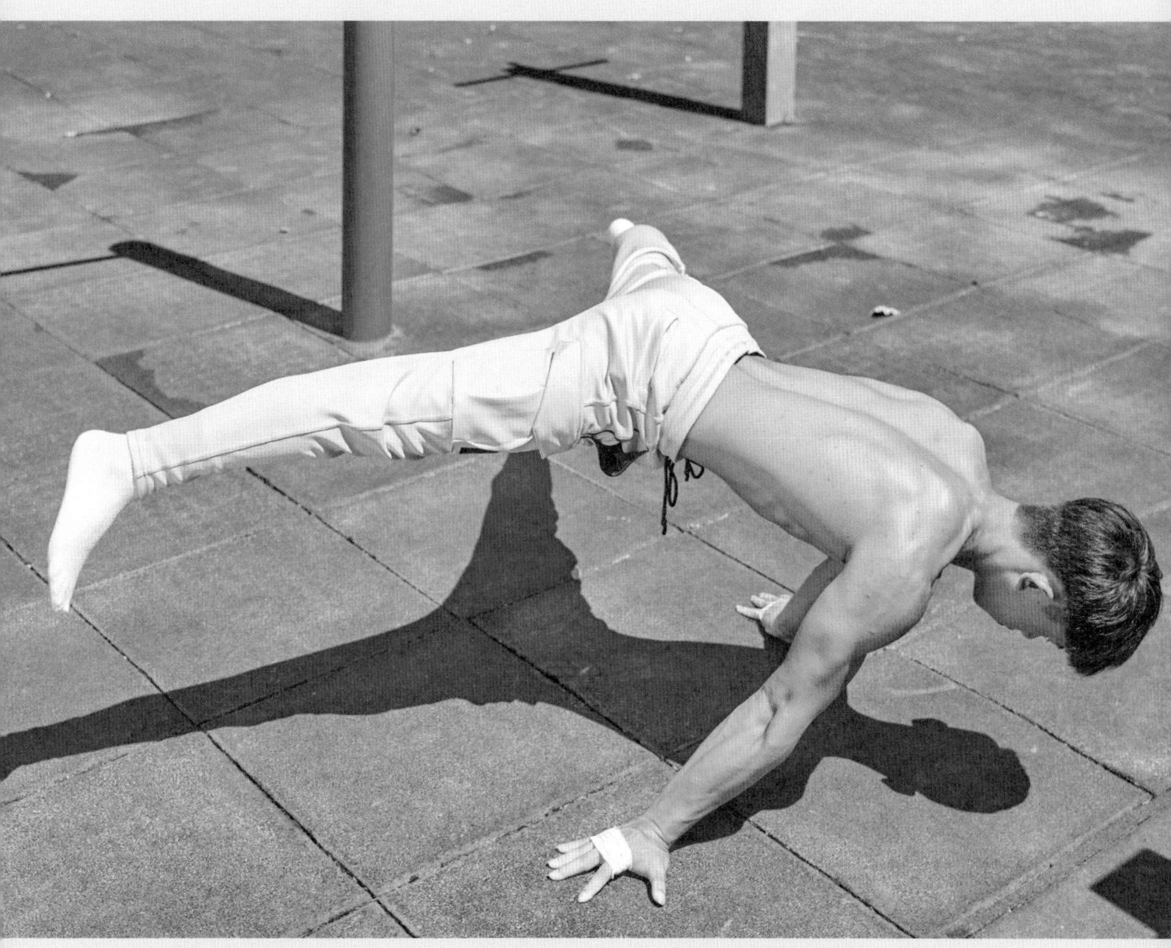

訓練⑤

輔助訓練 — 衝肩

有許多新手一開始光要做到前面第一階段的團身俄挺都很難，我們可以試著做衝肩。看起來有點像是伏地挺身，其實不同，伏地挺身是肩、肘、腕呈一直線，但俄挺是肩、肘、腕呈 45 度角。

1 雙手約與肩同寬、放在地板上，手掌的虎口朝身體前方，雙腳併攏繃緊身體，兩手手臂打直撐住自己全身的重量。

2 雙腳不需離地，而是要試著讓身體往前衝，衝到三角肌有感覺到壓力、雙手手掌靠近腰部位置。

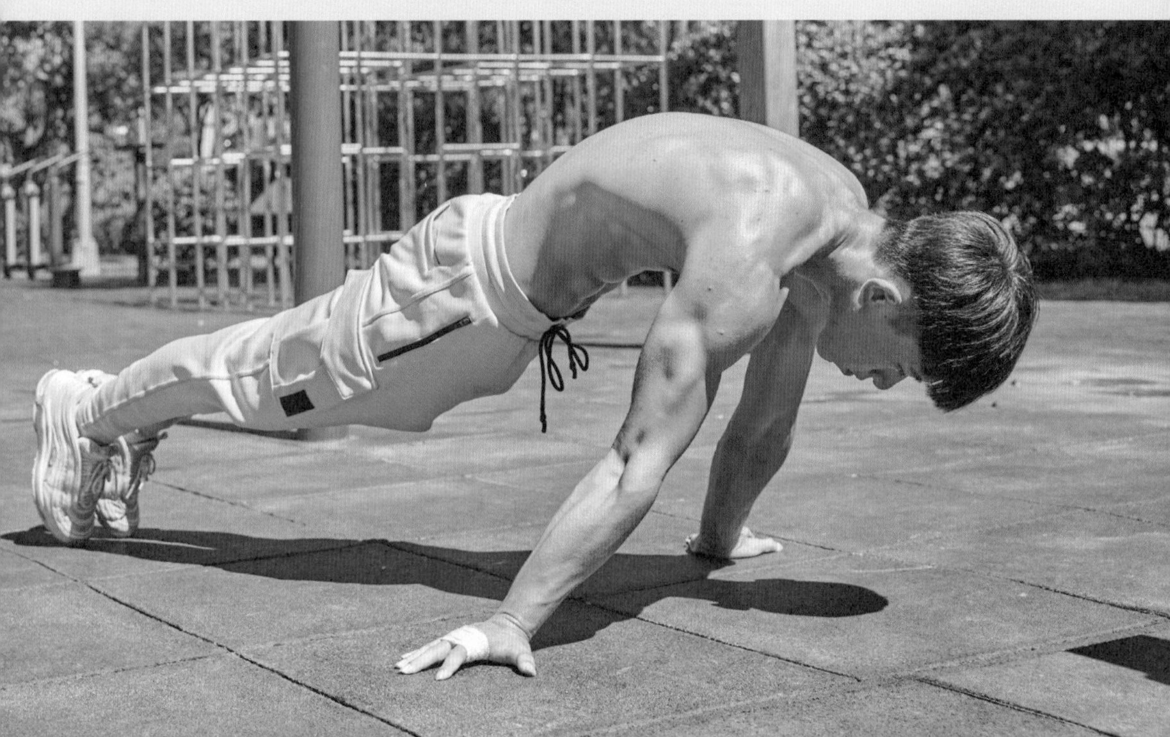

訓練⑥

彈力帶輔助俄挺

- 在任何一個階段的俄挺都可以加入彈力帶輔助，初學時期無法撐起自己的身體，可以用磅數重一點的彈力帶；肌力進步之後，就可以換成磅數較輕的彈力帶。做法是將彈力帶綁在槓上，雙腳穿過彈力帶，並將彈力帶固定在腰部位置，減輕手臂需要支撐的力量。

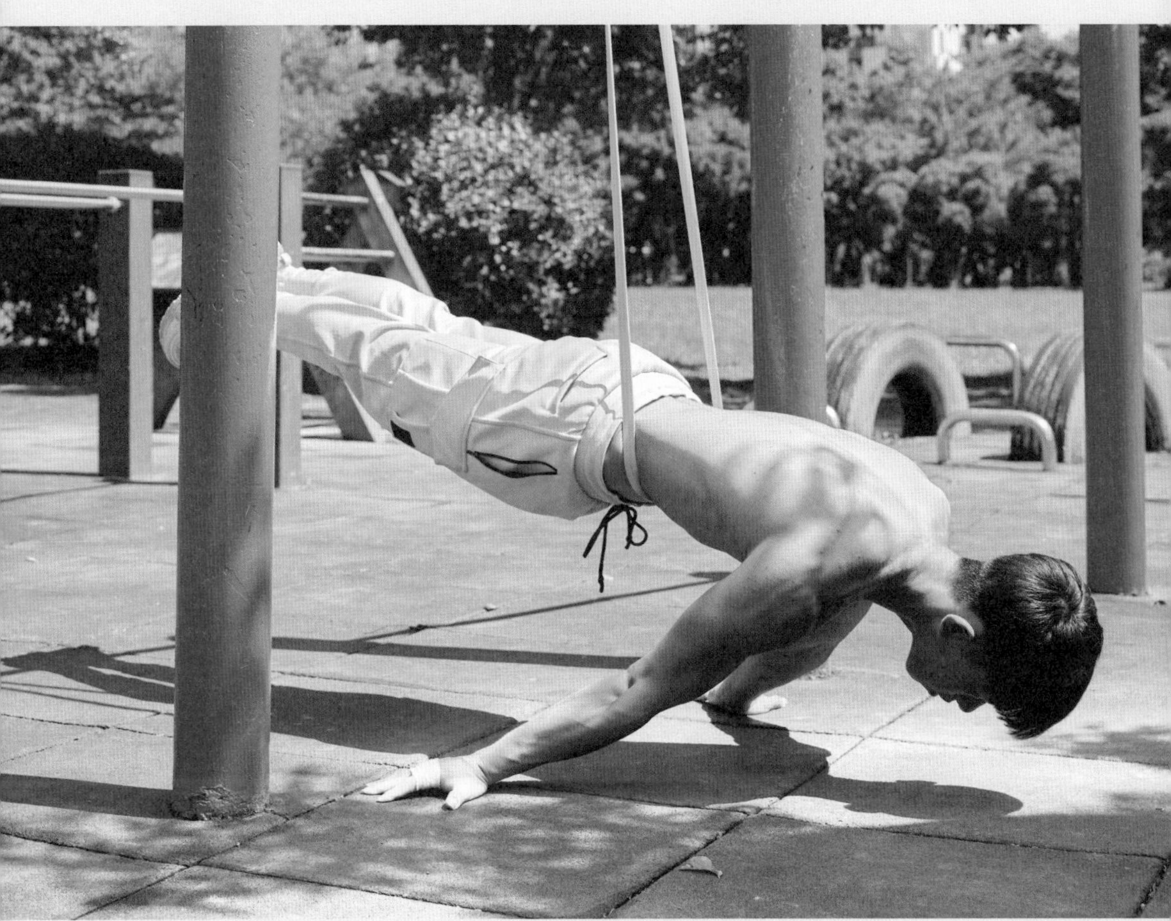

標準俄挺

- 前面幾個訓練步驟一直提到虎口要朝向身體前方，但標準的俄挺其實不一定要這樣，也有人是把中指朝身體前方，這樣做對手腕會造成較大壓力；也有人把手掌反轉，讓中指朝向腳的方向，這時就完全不靠手腕的力量協助了，也不會對手腕帶來壓力，但困難度相對提高。

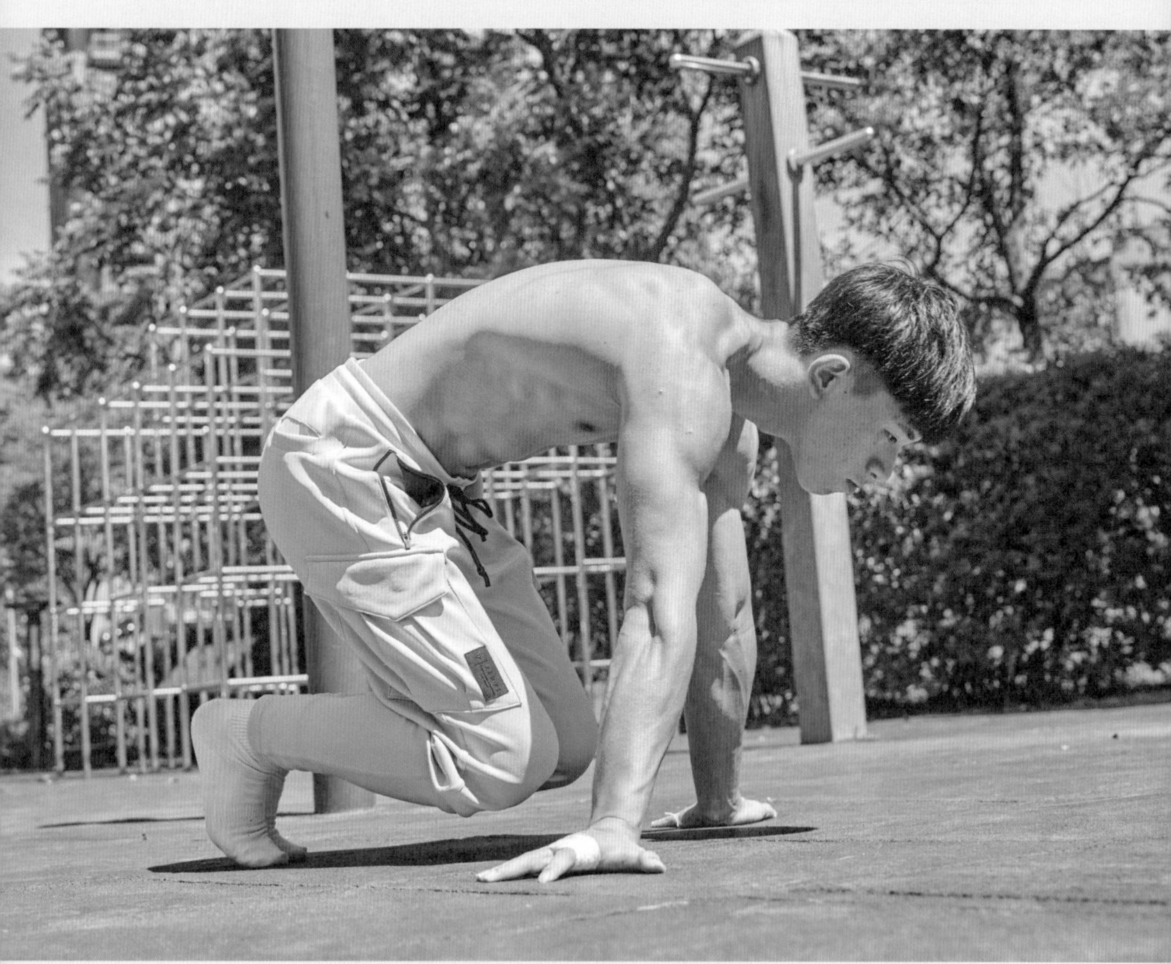

- 標準的俄挺必須是手打直，雙腳併攏繃緊身體，雙腳離地，身體也離地並與地面保持平行。有些人動作時上背會拱起，有些人的背部是平直的，拱背或平背比較沒那麼重要，最重要的是手必須打直！

俄式挺身動作示範
請掃描 QRcode

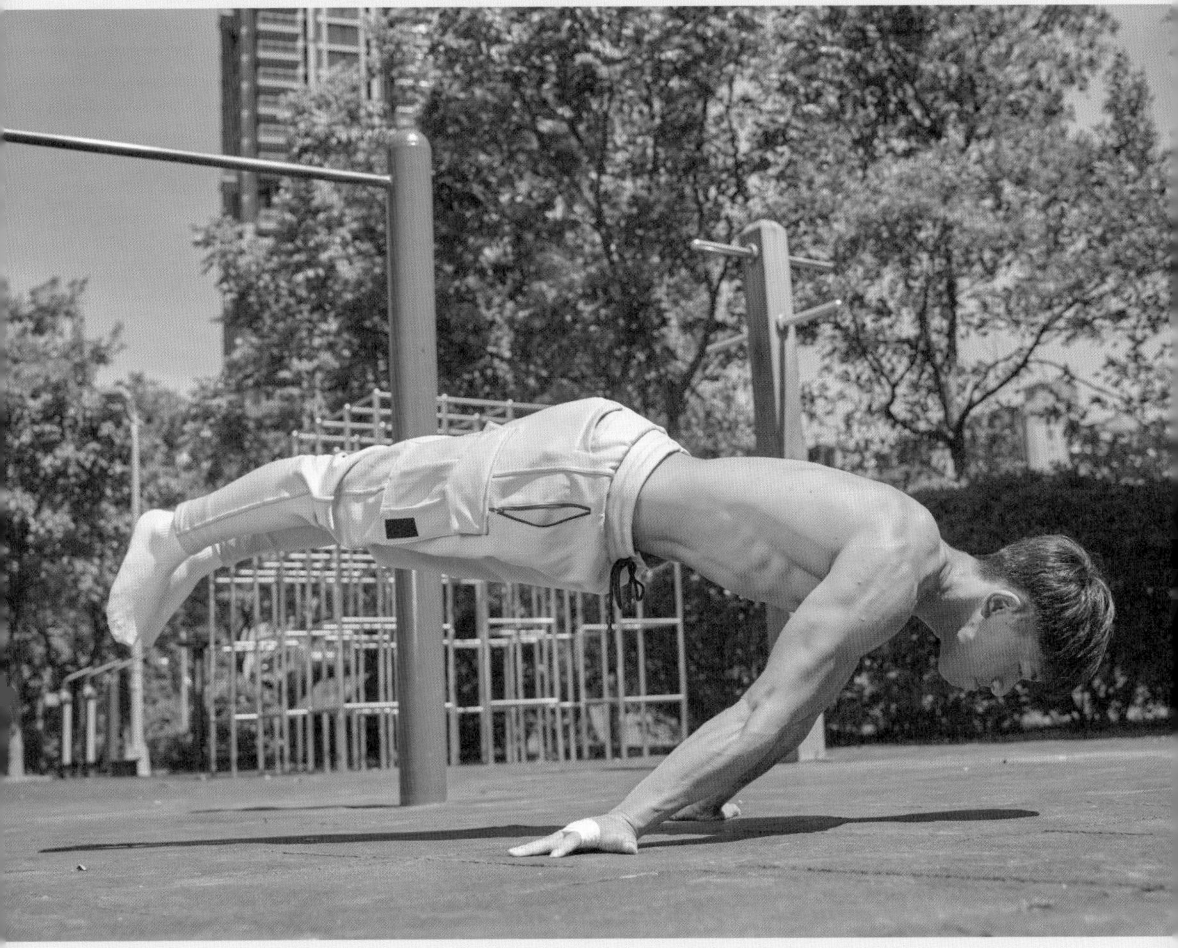

實戰7

解鎖「倒立」！每天堅持十五分鐘，兩個月就能練成

人人都可以做到機械式肩推、槓鈴肩推、啞鈴肩推，但「倒立」未必就是人人都可完成的。然而，有辦法完成倒立動作的人，一定做到機械式肩推、槓鈴肩推、啞鈴肩推。《靈活如豹》的作者凱利史達雷（Kelly Starrett），本身也是一名物理治療師，曾經提到「倒立是個練習穩定肩胛的好動作」。除此之外，它還有很多好處，像是：

1. 可以促進腦部血液循環，舒緩焦慮和壓力；
2. 改善五臟六腑下垂狀況；
3. 訓練核心穩定度、平衡感、專注度與耐心；
4. 鍛鍊上肢。

開始練習倒立時候會覺得很難，但按部就班堅持下去，人人都可以練成。

話說這也是我第一個練習的動作，一般人大概兩三個月就能做到。但我因為長期服用抗憂鬱和恐慌藥物關係，導致頭重腳輕、運動不協調，練倒立失敗了上萬次，還曾經懷疑自己究竟能否練成。結果再次驗證了「只要堅持、心不放棄，身體就會跟隨」，就在我練了一兩年之後，終於成功了。所以，你一定也可以！

以下我將從適合初學者的訓練開始，帶著大家一起練習，當感覺做起來是輕鬆時，再進行下一個訓練。如果下來之後有頭暈情形，建議先半蹲再緩緩站起來。

也要提醒各位，倒立動作主要使用的肌群是手，再來才是核心和腿，所以手腕、手肘、肩膀務必都要先做熱身，以免訓練時受傷了。

訓練①

派克撐體

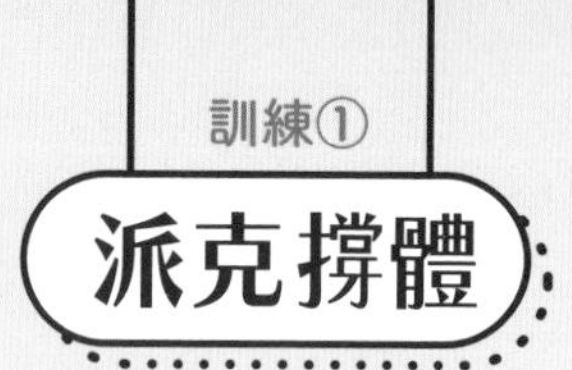

當上肢力氣不足時，可先從這個動作開始。

1 將雙腳放在穩固的箱子、凳子、台階（比腰部高度略低）或地板，雙手撐在地板上，盡量將臀部抬高。

2 用肩膀力量將自己盡可能往上推，使上肢與地板呈一直線，身體呈倒 V 字形做伏地挺身動作。練習組數見「觀念 6」。

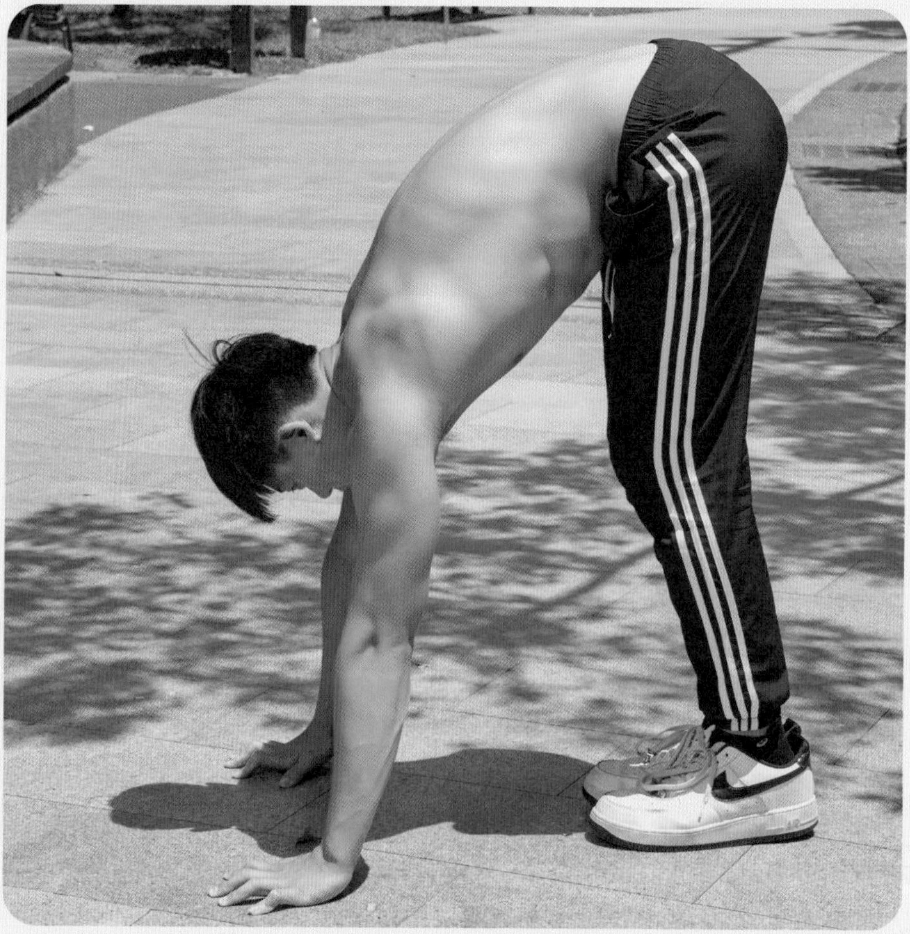

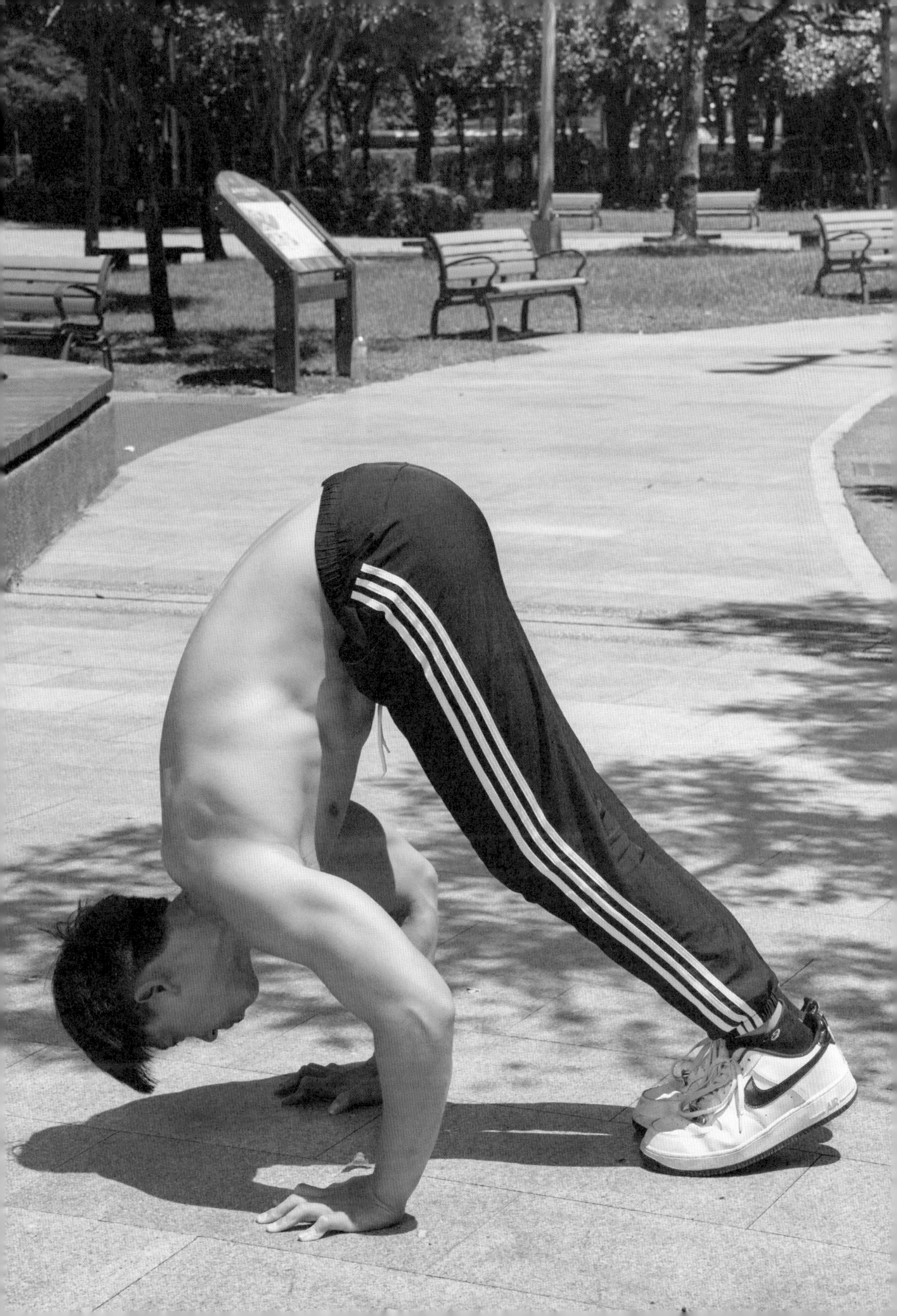
AIR

訓練②

面牆倒立

1 背對牆壁呈棒式姿勢，雙手張開、手掌撐在地面上，雙腳向後頂住牆壁，並緩慢往牆的上方走。等到技術較成熟時可在雙腳走上牆的同時，雙手順勢跟著向後移動，讓身體越來越貼近牆面。新手剛練習可能沒辦法太靠近牆壁，但隨著鍛鍊時間增加，便可做到胸口貼牆的程度。

2 保持幾秒鐘倒立不落下（若能練到 30 秒最好），雙手慢慢朝牆外側移動，雙腳也緩慢地從牆面走下，回到起始位置。

★ 這個訓練可以讓我們習慣倒立的感覺，但又可保持安全、不會受傷。要特別注意的是，雙腳走上牆時要緩慢，走下牆時的速度也要更緩慢。初學者不建議一開始就做到胸口貼牆，倒立時間也不宜過長，務必要預留能讓自己慢慢走下牆的力氣，當上牆感覺快沒力時，即可開始讓雙腳與身體遠離牆面。

PS 由於這次動作是在公園單槓場完成，所以我們運用穩固的攀爬架當作牆面來示範。

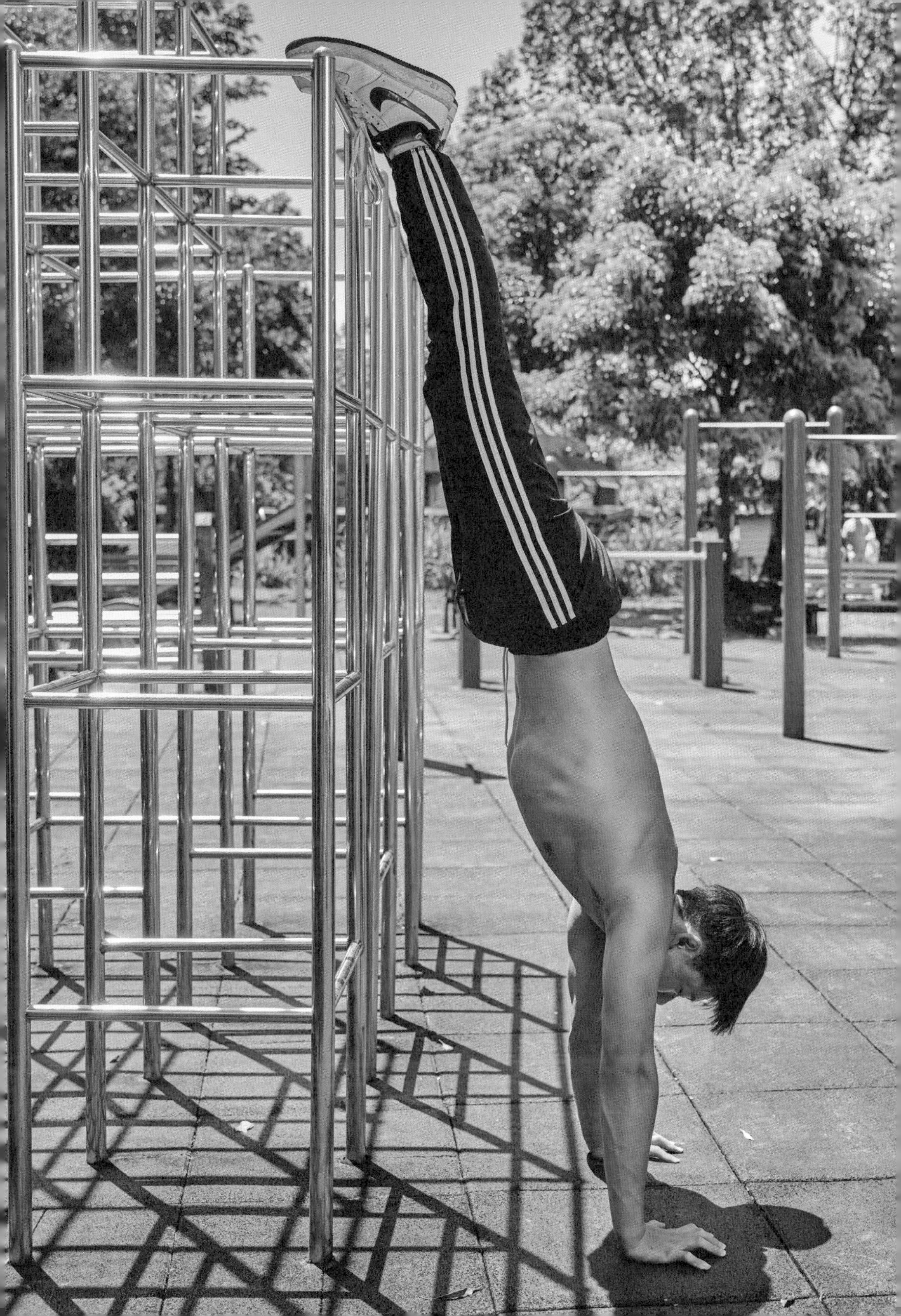

訓練③

彈腿倒立／背牆倒立

1 面對牆壁呈伏地挺身姿勢，雙手張開、手掌撐在地面上，離牆約一個手掌距離，兩隻腳一前一後（可以慣用腳在前），身體呈起跑姿勢。

2 手臂保持伸直，前腿發力蹬地，並將後腿向上踢，順勢帶動身體，讓腳輕碰到牆壁，頭朝向地面，眼睛看向雙手，保持核心收緊。

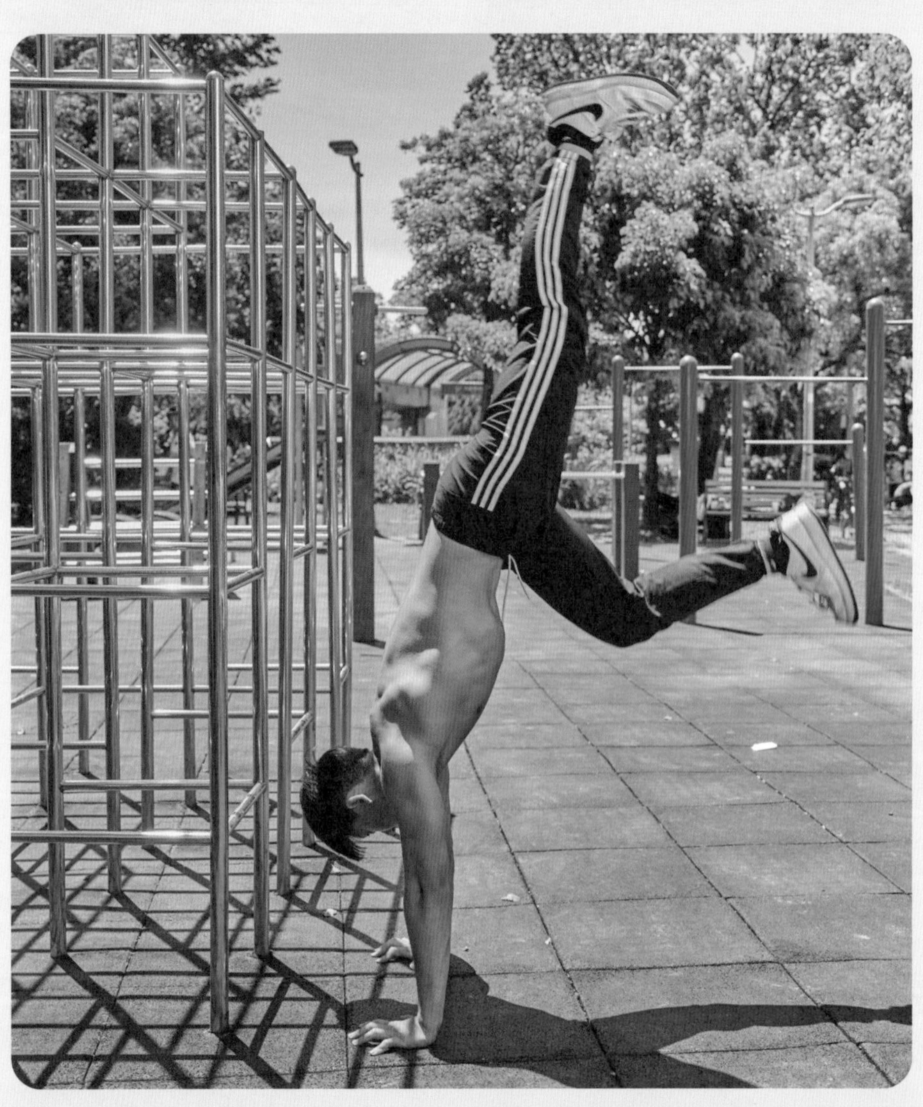

3 待動作穩定後，踩地的另一腳也可以跟著踢上牆，讓身體保持一直線，變成背牆的倒立姿勢。保持幾秒鐘倒立不落下，若能練到30 秒最好。

4 一腳先離開牆壁往後降下，再換另外一腳，讓身體也跟著離開牆壁緩慢下降，回到起始位置。

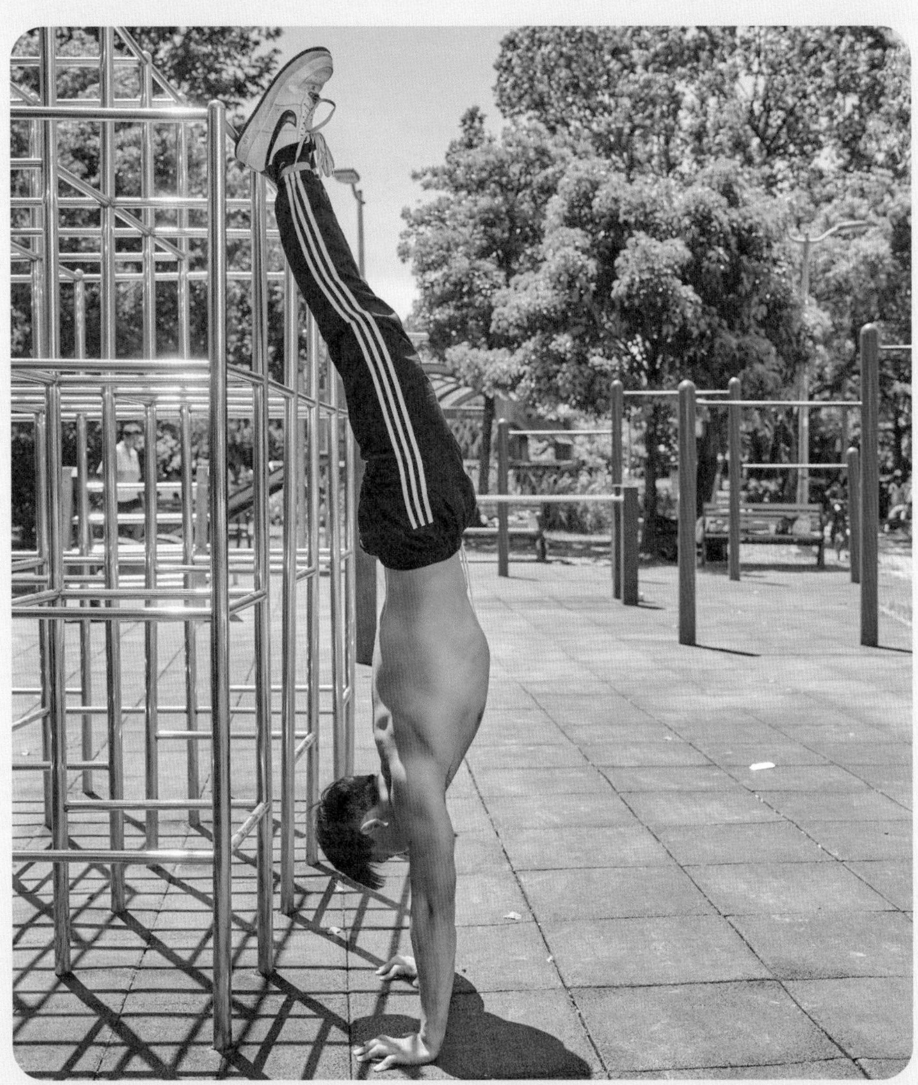

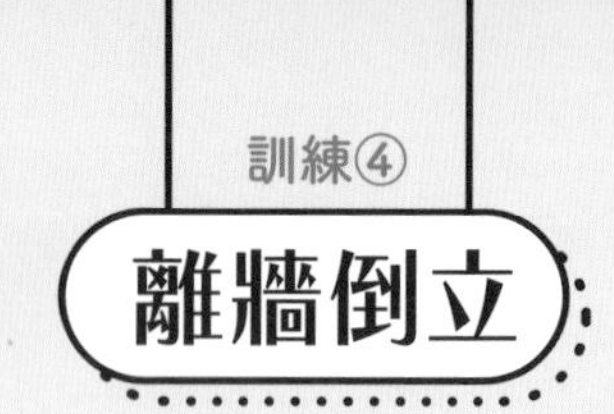

訓練④

離牆倒立

當背牆倒立動作熟練穩定之後，就可進階到此動作。這時手指的參與度會比較高，能夠訓練平衡感。

1 前 3 個步驟和背牆倒立一樣，彈腿上牆之後，試著先讓其中一隻腳和牆壁拉開一點距離。接著另一腳也跟著緩慢離開牆面，身體維持筆直姿勢。

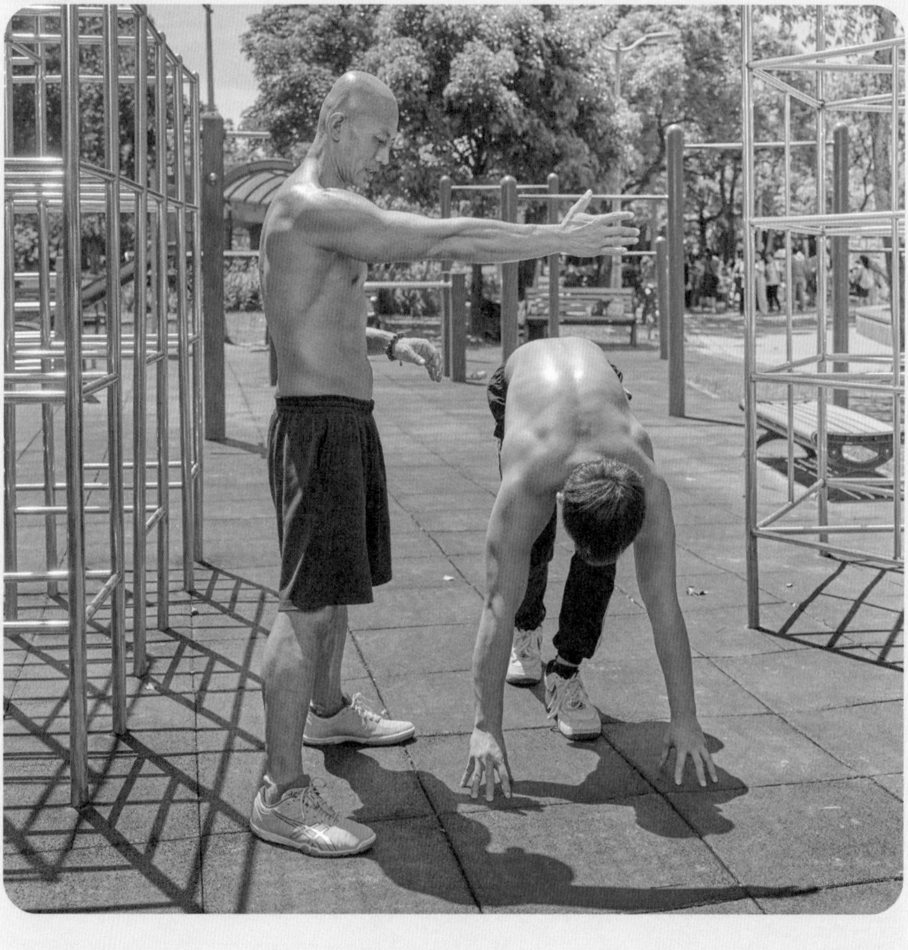

2 一腳先離開牆壁往後降下，再換另外一腳，讓身體也跟著離開牆壁緩慢下降，回到起始位置。

★ 要是有夥伴一起練習倒立，會是一個很好的訓練方法。當其中一人頭下腳上時，另一人將手輕輕擋在倒立者的雙腳前方或後方，在即將倒下或不小心變成彎曲狀時用手協助調整成平衡狀態，維持動作的穩定。

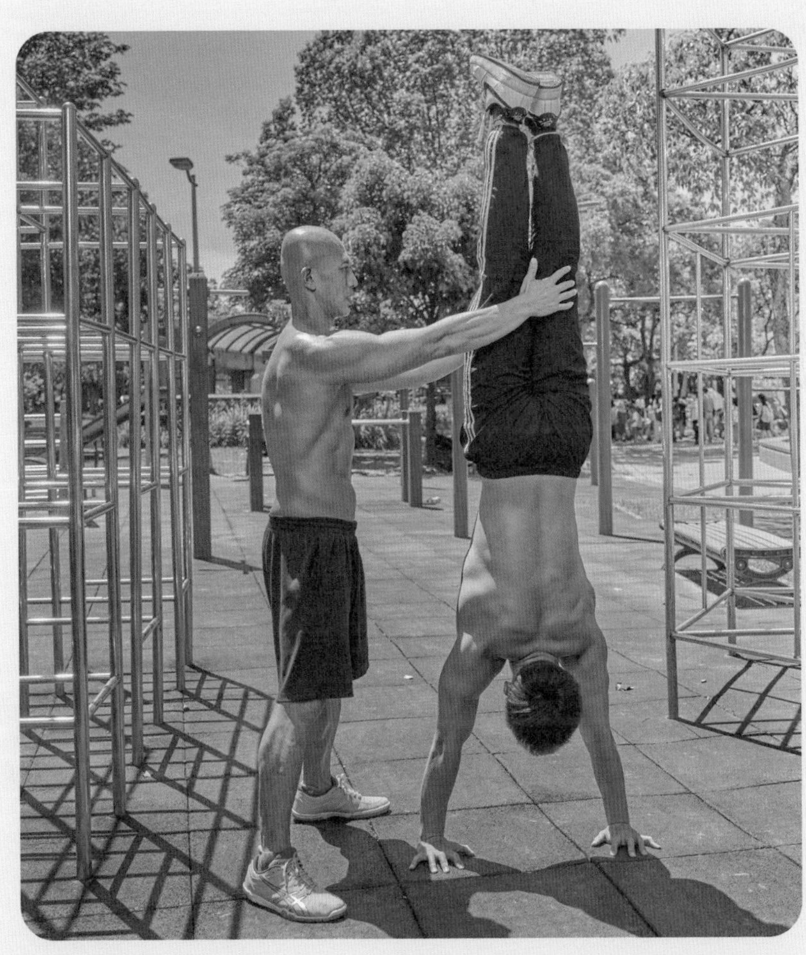

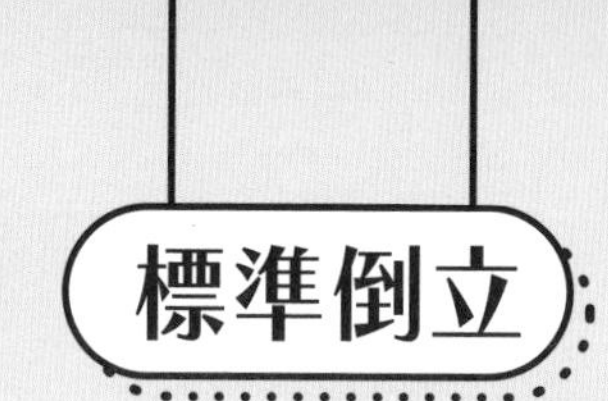

一開始做倒立動作時可能會找不到平衡點，或僅能維持一、兩秒身體就往下掉，但是只要多加練習，便能撐很久。注意倒立時身體必須呈一直線，腳背要繃緊伸直，不可彎曲有如香蕉的形狀，否則會對脊椎造成壓迫。

1 以單腳分腿踢方式做出腳上頭下的姿勢，雙腿保持筆直，脊椎不可過度伸展，保持腰腹核心收緊。如果維持 20～30 秒就很厲害，可以進階來做「倒立肩推」，但這個動作難度很高，以後有機會再教大家。

2 選擇自己較習慣使用的一側，將同側的腳和另一腳分開，下放到地面後再讓另一腿著地，回到起始位置。

倒立動作示範
請掃描 QRcode

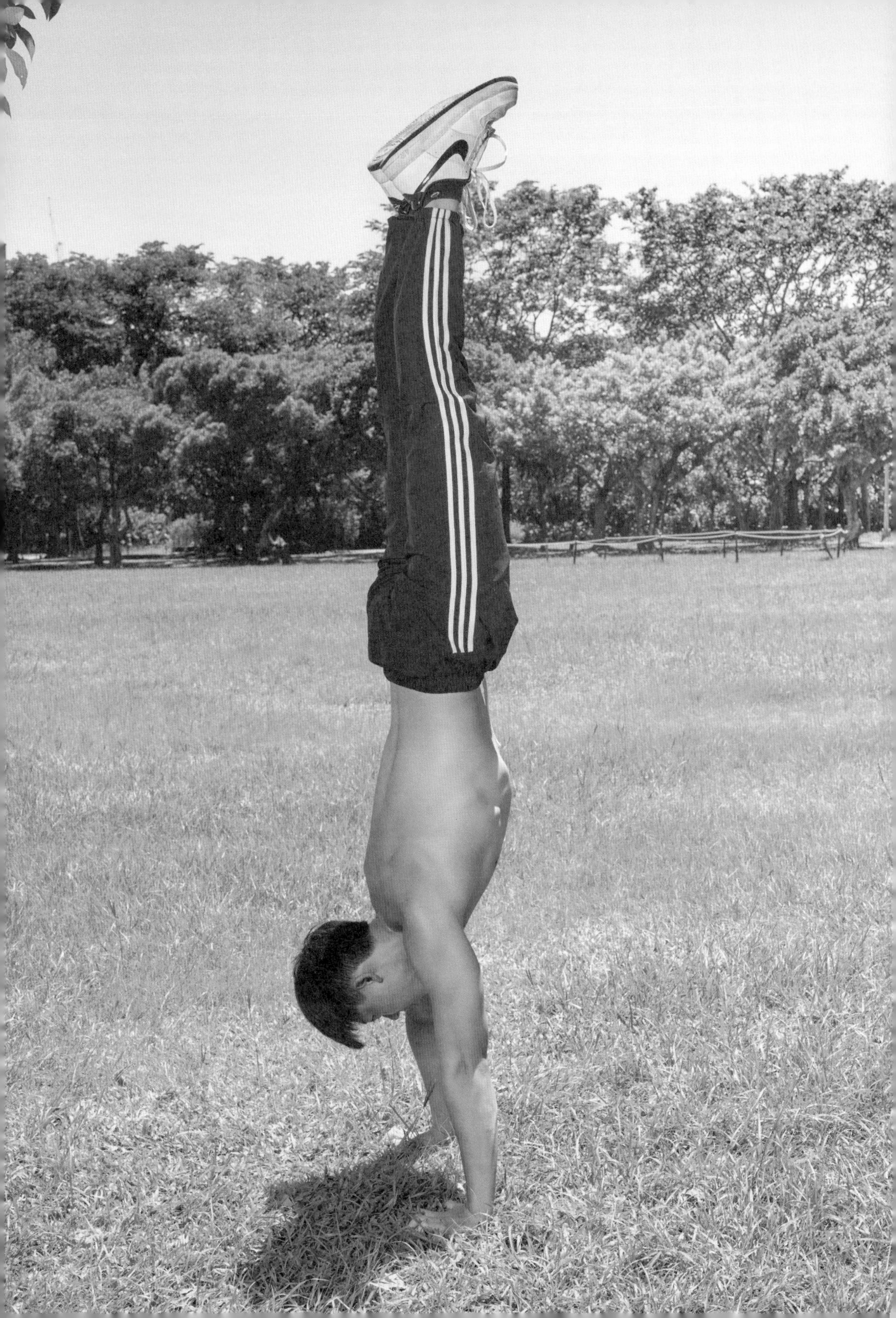

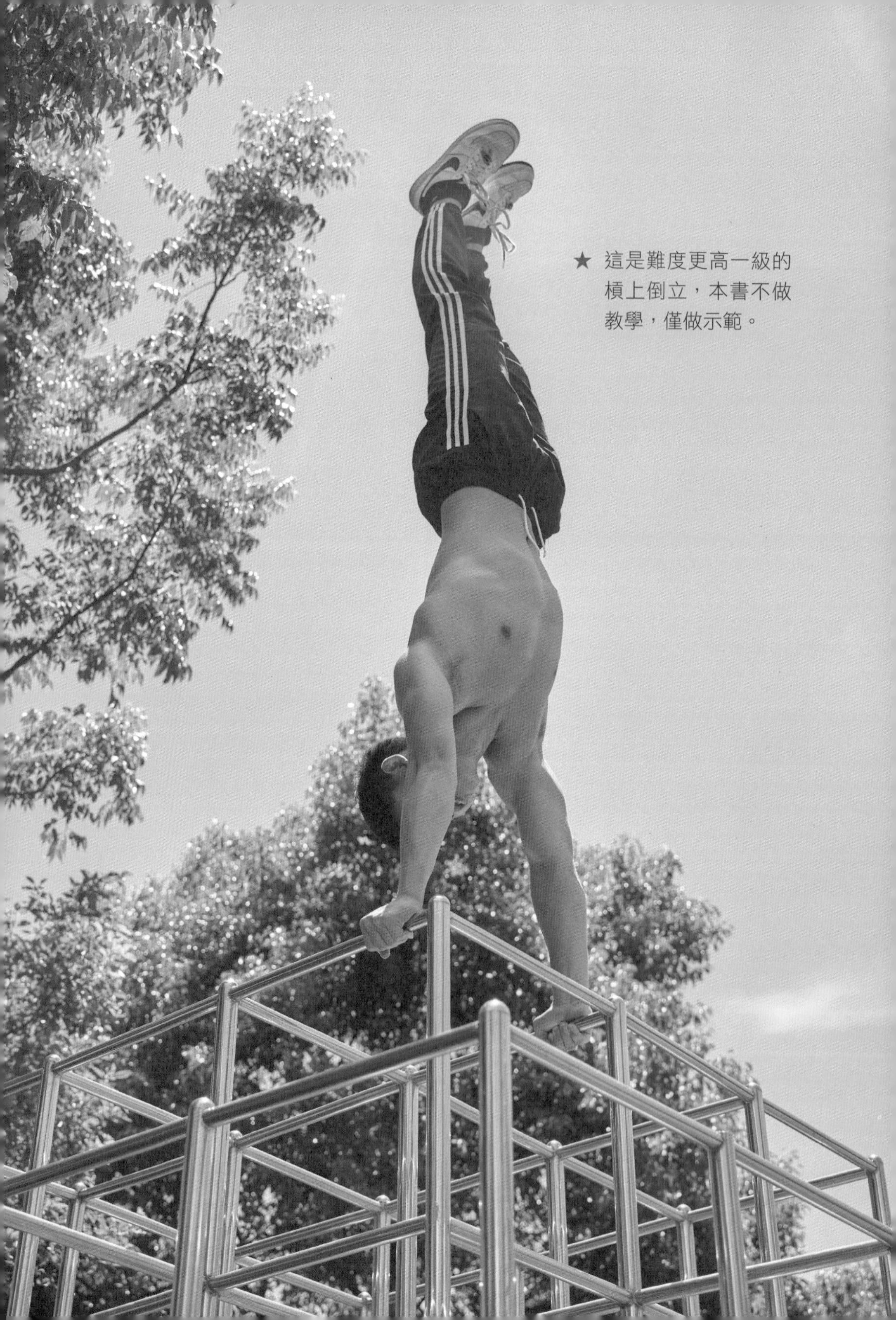

★ 這是難度更高一級的槓上倒立，本書不做教學，僅做示範。

實戰8

用李小龍自創動作打造最強核心力量：小龍旗

人人都可以做機械式捲腹、捲腹、棒式，卻不是人人都可以做到小龍旗，甚至是龍旗。但可以完成小龍旗或龍旗動作的人，一定可以做機械式捲腹、捲腹、棒式。

「如何練腹肌」是很多人都會問的問題，過去普遍認為仰臥起坐有幫助。事實上，仰臥起坐容易傷到脊椎，建議能不做就不要做。另外大家也應跳脫「只練腹肌」的想法，整個核心肌群都要訓練才對。想要擁有厲害的核心肌群，可以學學小龍旗，有助大家在保持脊椎穩定的情況下，好好鍛鍊核心肌群。

為什麼這動作叫做小龍旗？因為這是李小龍自創的健身訓練招式，所以就用他的名字來命名。這邊也強烈建議軍警消單位或學校的體適能測驗，別再用仰臥起坐做測試了，改成小龍旗吧！

提醒在進行小龍旗訓練時，要先準備一個能讓你雙手抓握、固定的物體，例如單槓、鐵桿，還要有一張軟墊來提供身體保護。向上抬起身體的動作要訣不單單是臀部不著地，而是整個下背部都不碰地，過程中身體要記得保持穩定。以下訓練方法，動作同樣均以20～30秒為基準，當訓練①能做到這種程度時，便可進入到訓練②，以此類推。

訓練①

併腳反向卷腹

1 在軟墊上躺平，雙手握住固定物，雙腿併攏、打直離地。

2 運用核心肌群力量將臀部與雙腳向上抬起，與身體呈 90 度再慢慢放下雙腿，在腿接近且還未碰到軟墊時，即再次抬起。組數見「觀念 6」。

★ 很多人因核心力量不足的關係，往往在腳接近地面時會出現將下背部拱起的姿勢。所以，做這個動作要注意雙腿下放時，下背部需貼於軟墊上、不可離地。

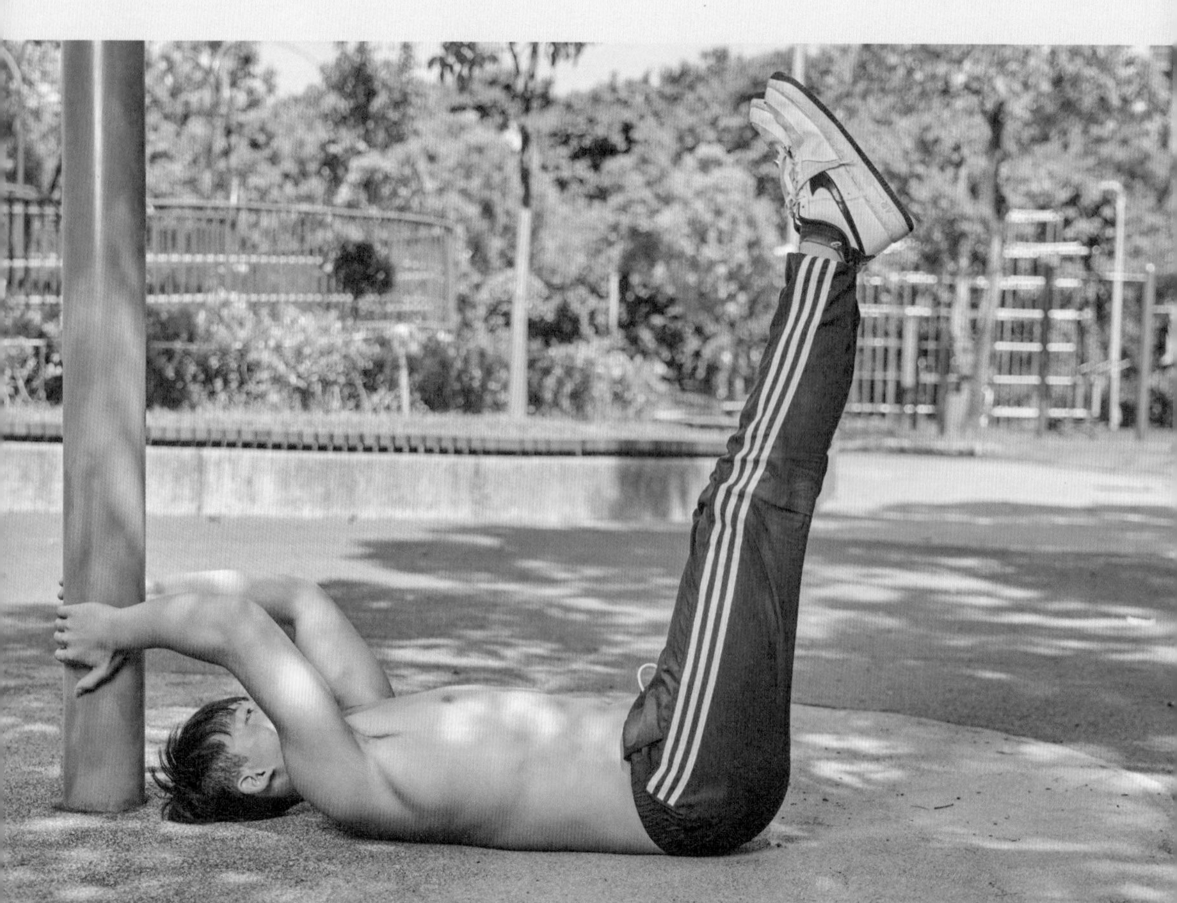

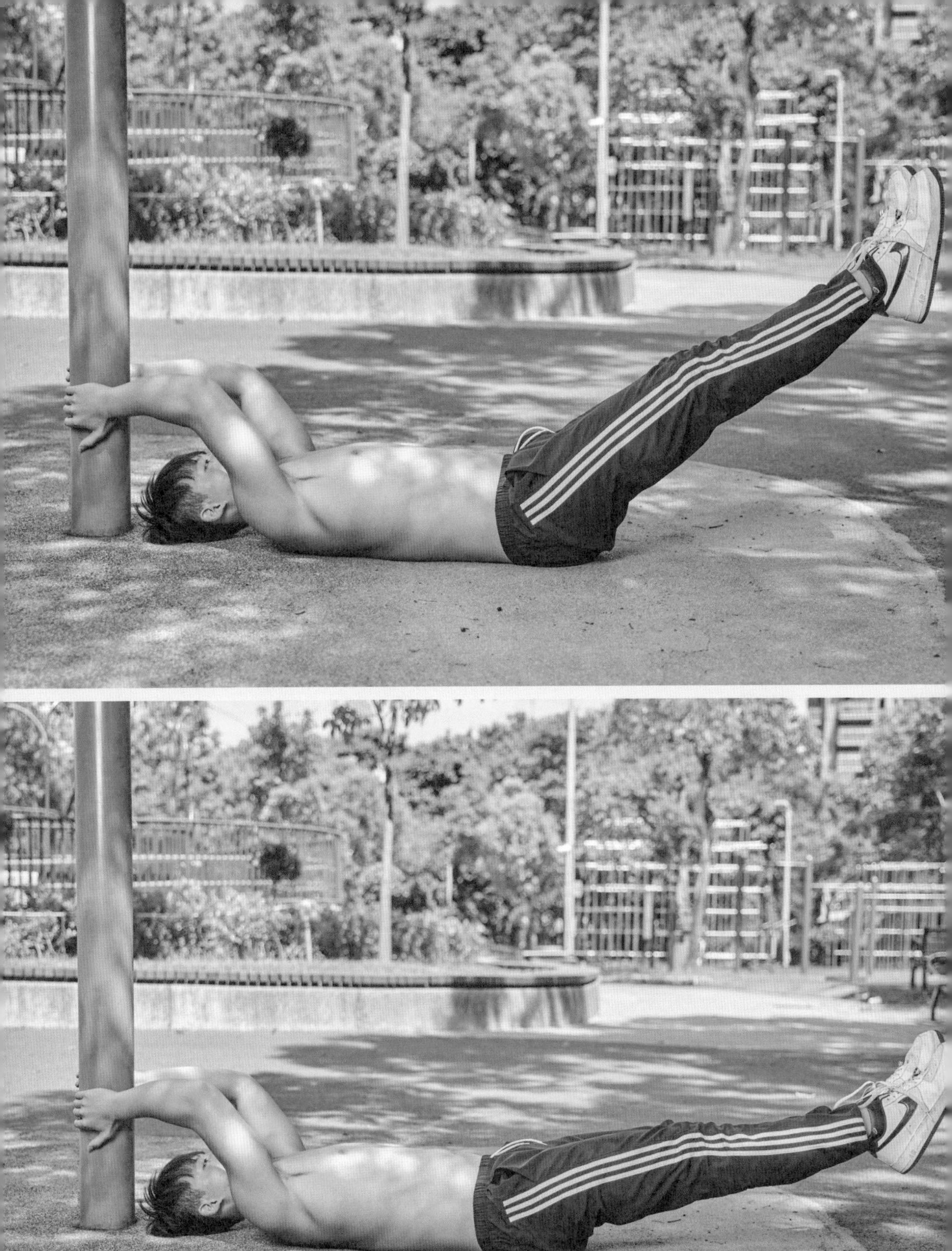

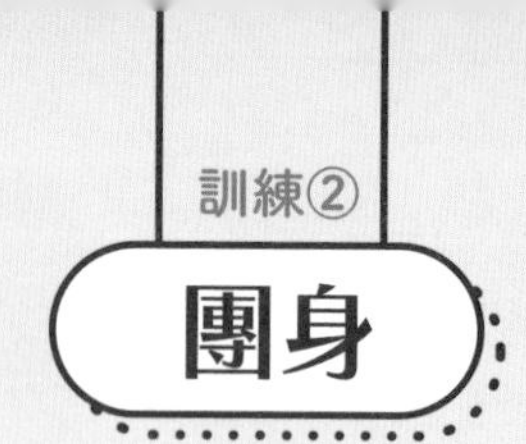

訓練②
團身

1 在軟墊上躺平，雙手握住固定物，雙腿併攏、膝蓋屈曲，靠近胸口。

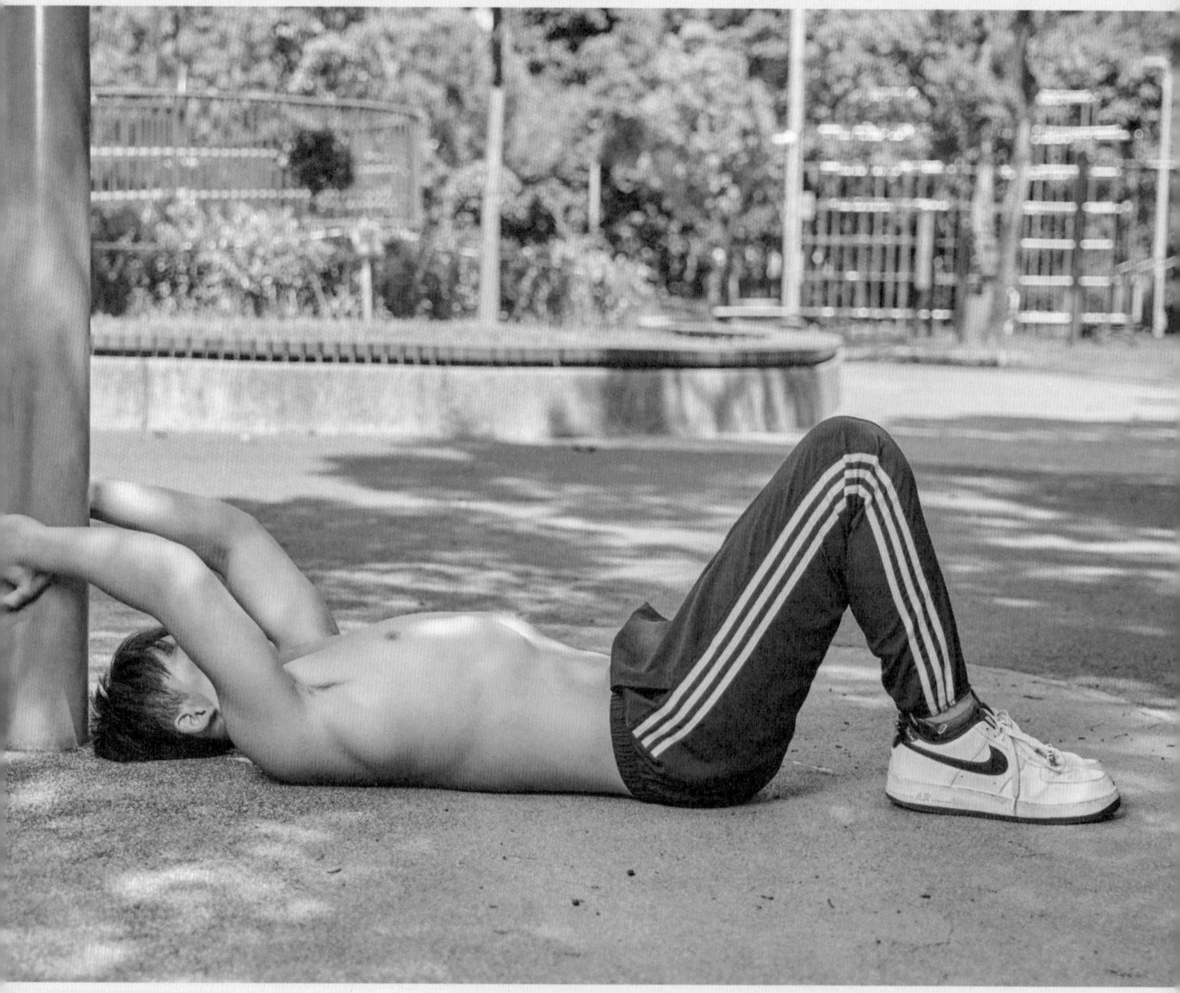

2 用核心力量將雙腳與下半身向上抬起，上背平貼於地板，再慢慢下放身體，在下背部尚未碰到軟墊時，再次將身體抬起。

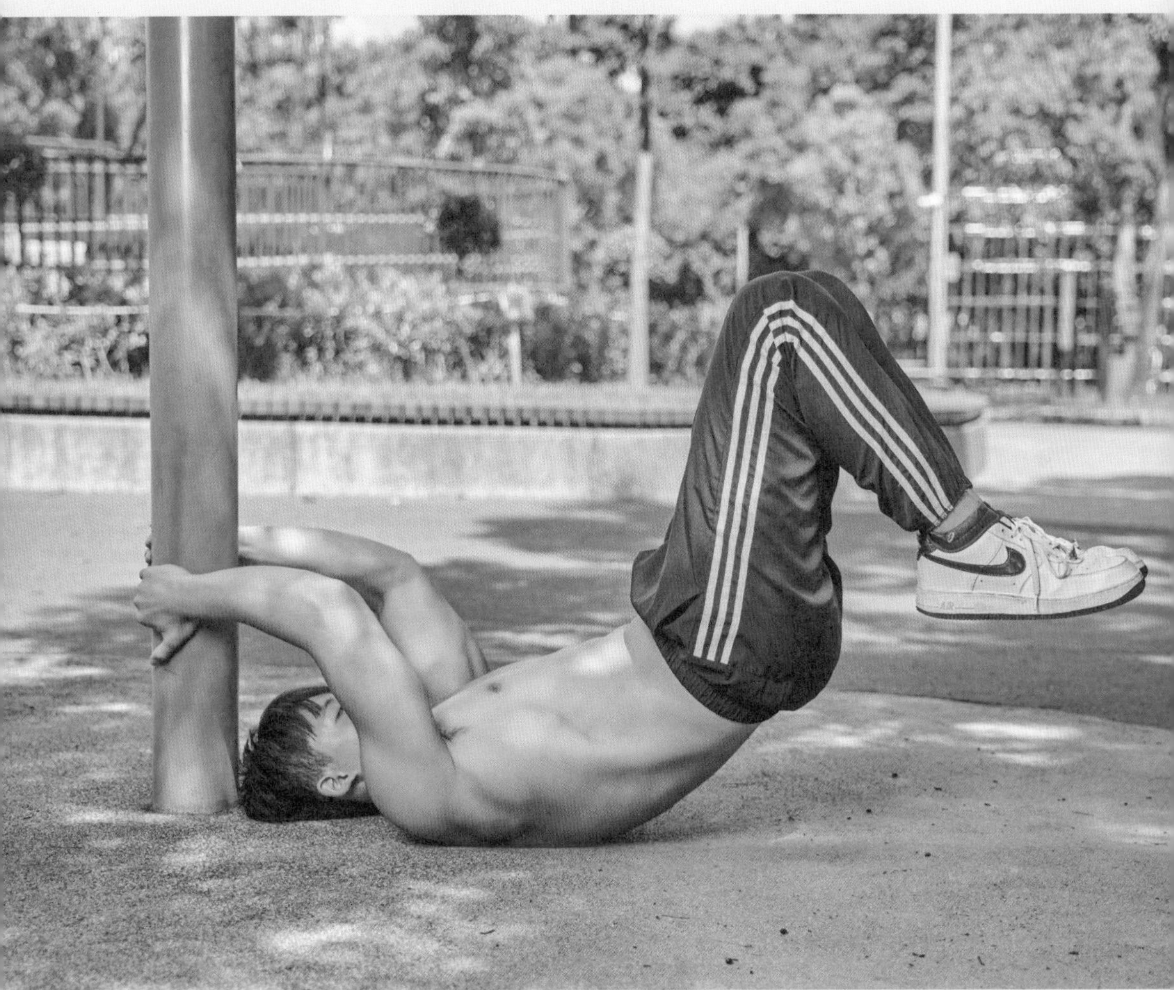

訓練③

單腿團身

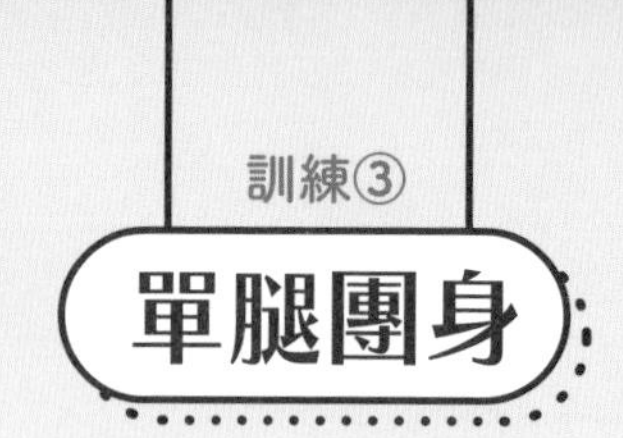

1 在軟墊上躺平，雙手握住固定物，雙腿併攏、打直離地。

2 運用核心肌群力量將臀部與雙腳向上抬起，一腿伸直、一腿屈膝貼緊胸口，兩腳交替變換，類似空中踩腳踏車的動作。

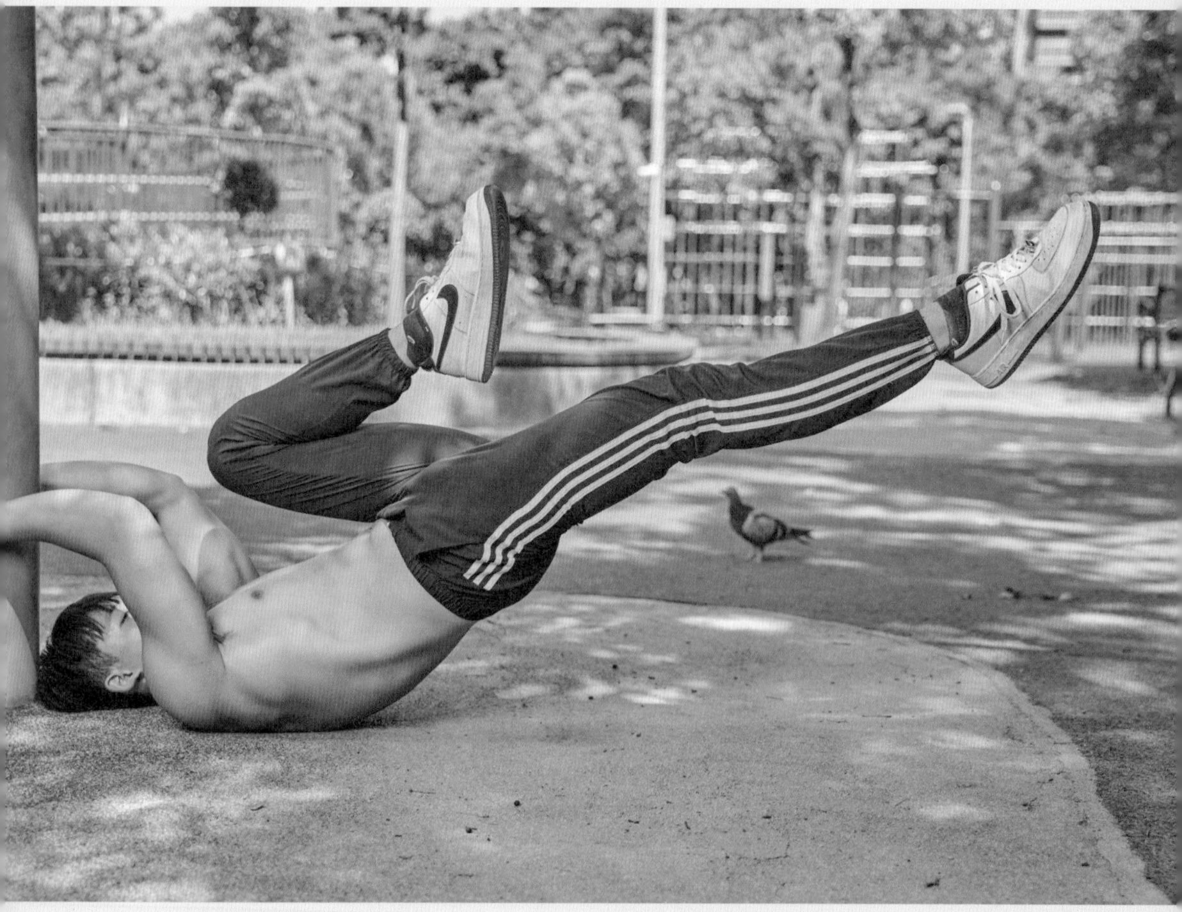

訓練④

分腿龍旗

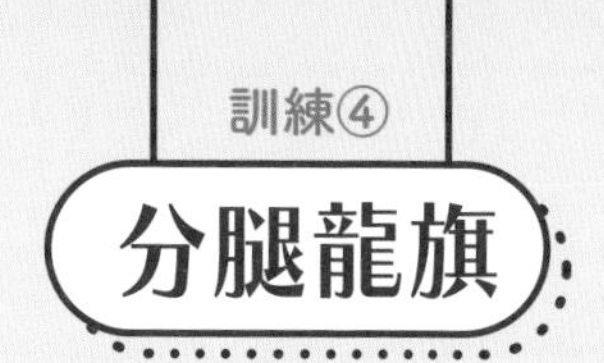

1 在軟墊上躺平，雙手握住固定物，雙腿併攏、打直離地。

2 運用核心肌群力量將臀部與雙腳向上抬起，並將兩腳向外側打開。開腿角度越大，做起來會越簡單，要慢慢練到分腿角度越小越好。

3 以開腿姿勢由上往下緩慢擺動，在下背部尚未碰到軟墊時再將雙腿往上緩慢抬起。

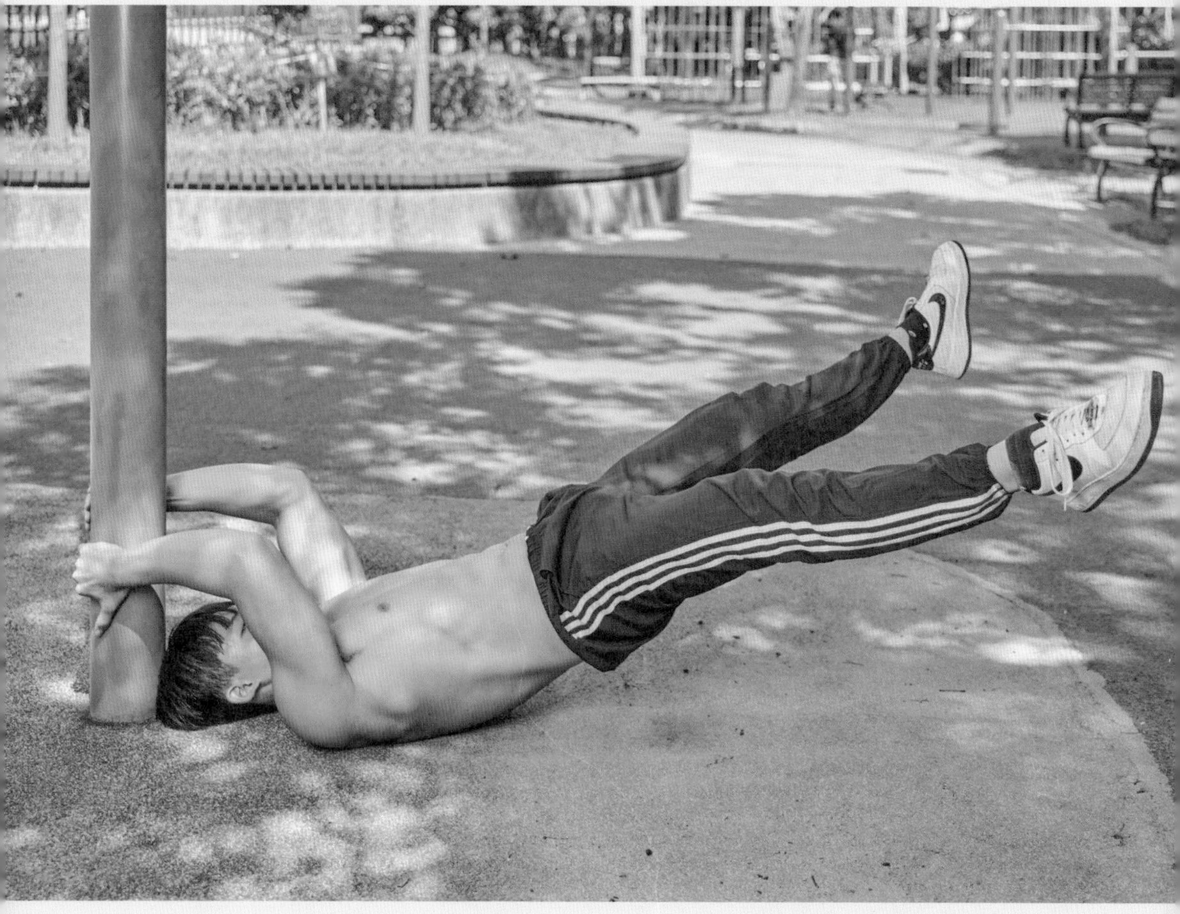

訓練⑤

輔助訓練－反向小龍旗

1 在軟墊上躺平，雙手握住固定物，雙腿併攏、打直離地。

2 運用核心肌群力量將臀部與雙腳向上抬起，把雙腳撐到最高點，接著慢慢降下至碰到地板為止。

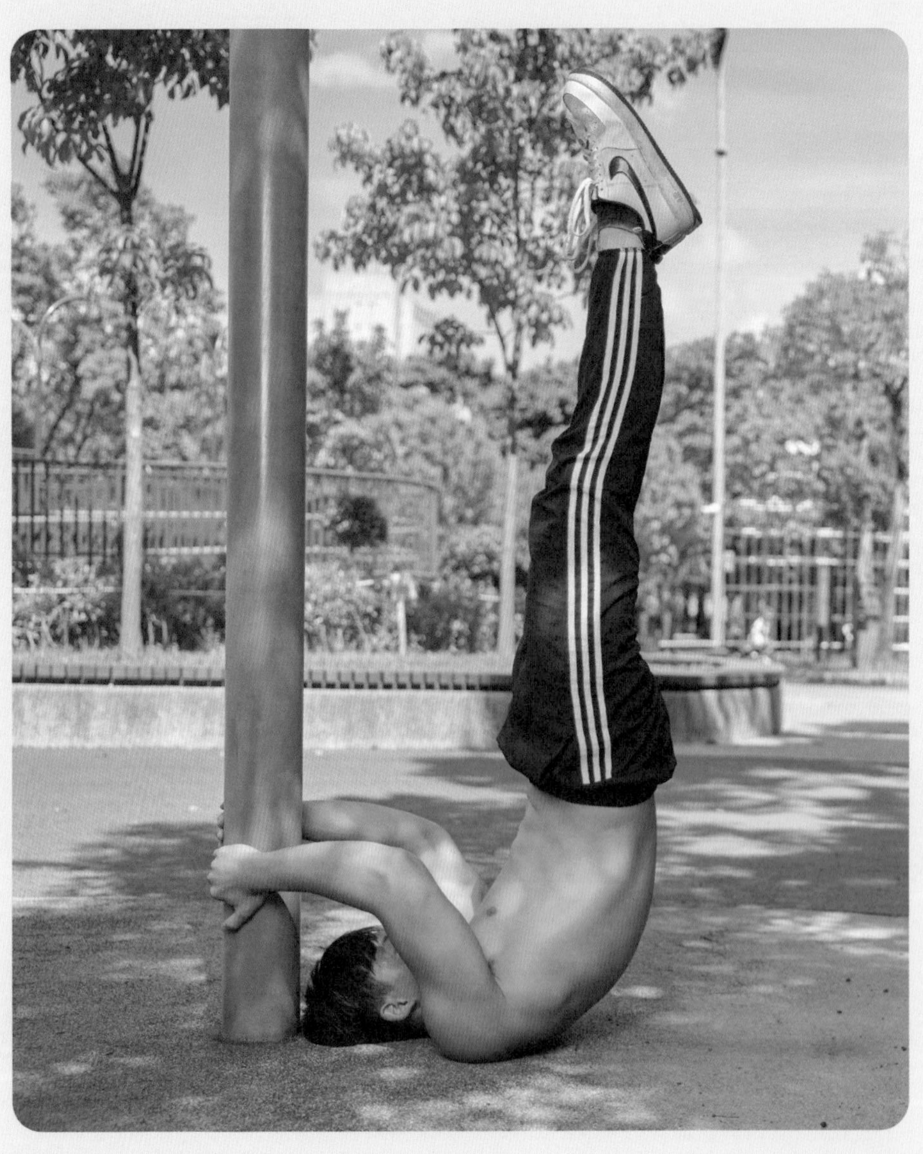

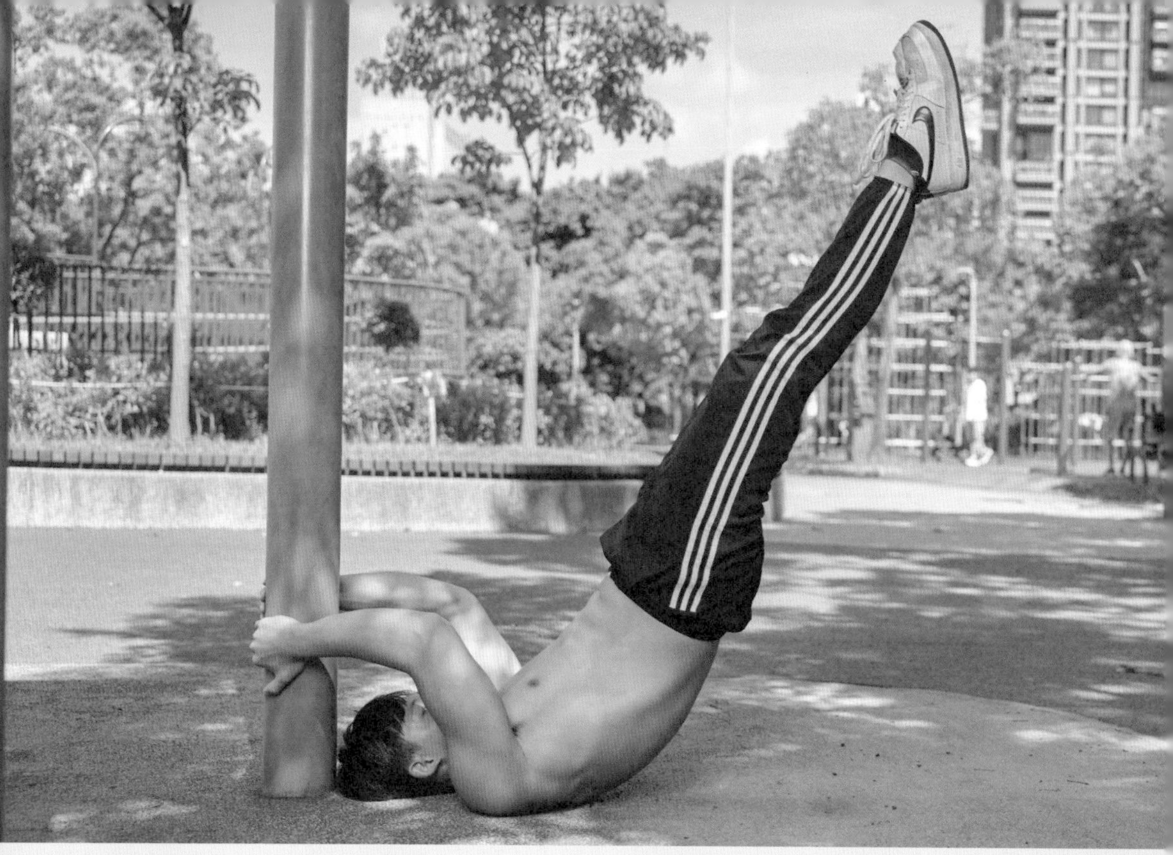

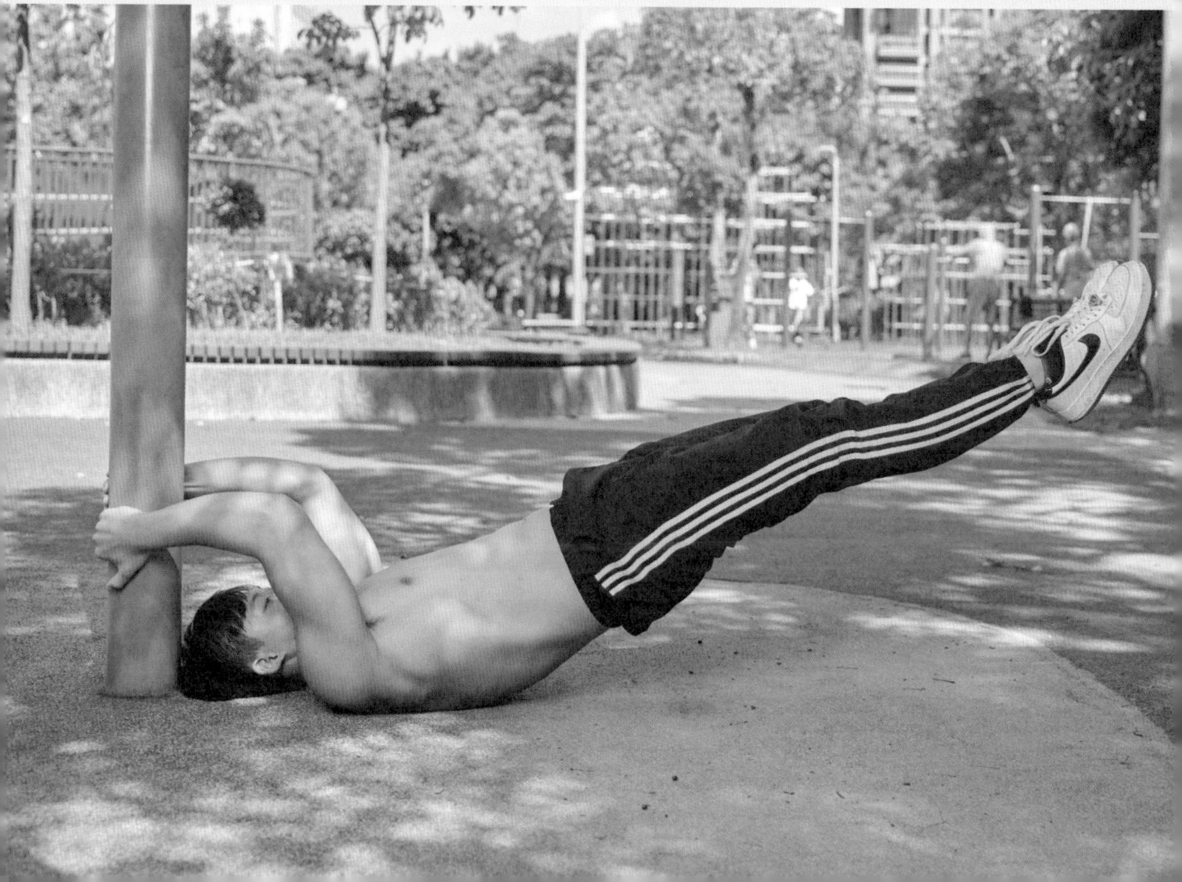

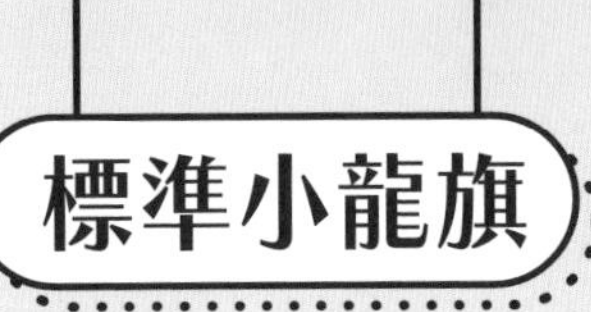

標準小龍旗

完成小龍旗靠的是拉力和核心力量，要注意手的拉力要足夠，才能支撐住身體；而核心力量的關鍵，則是要挺腰、屁股不能有下塌的狀況。

新手剛開始可能無法腿部由上往下反覆做太多次，這時可以試著從低點或高點出腿，然後定住不動幾秒鐘來做練習。還可變化進階動作，也就是在動作定住時，由夥伴於腹部加上槓片或負重沙袋，有助加強核心穩定度和核心肌群的力量。

1 在軟墊上躺平，雙手握住固定物，雙腿併攏、打直離地。

2 運用核心肌群力量將臀部與雙腳向上抬起，與固定物呈平行，接著慢慢下放，在雙腳尚未碰到軟墊時再次把腿抬起，全程保持雙腳併攏。

小龍旗動作示範
請掃描 QRcode

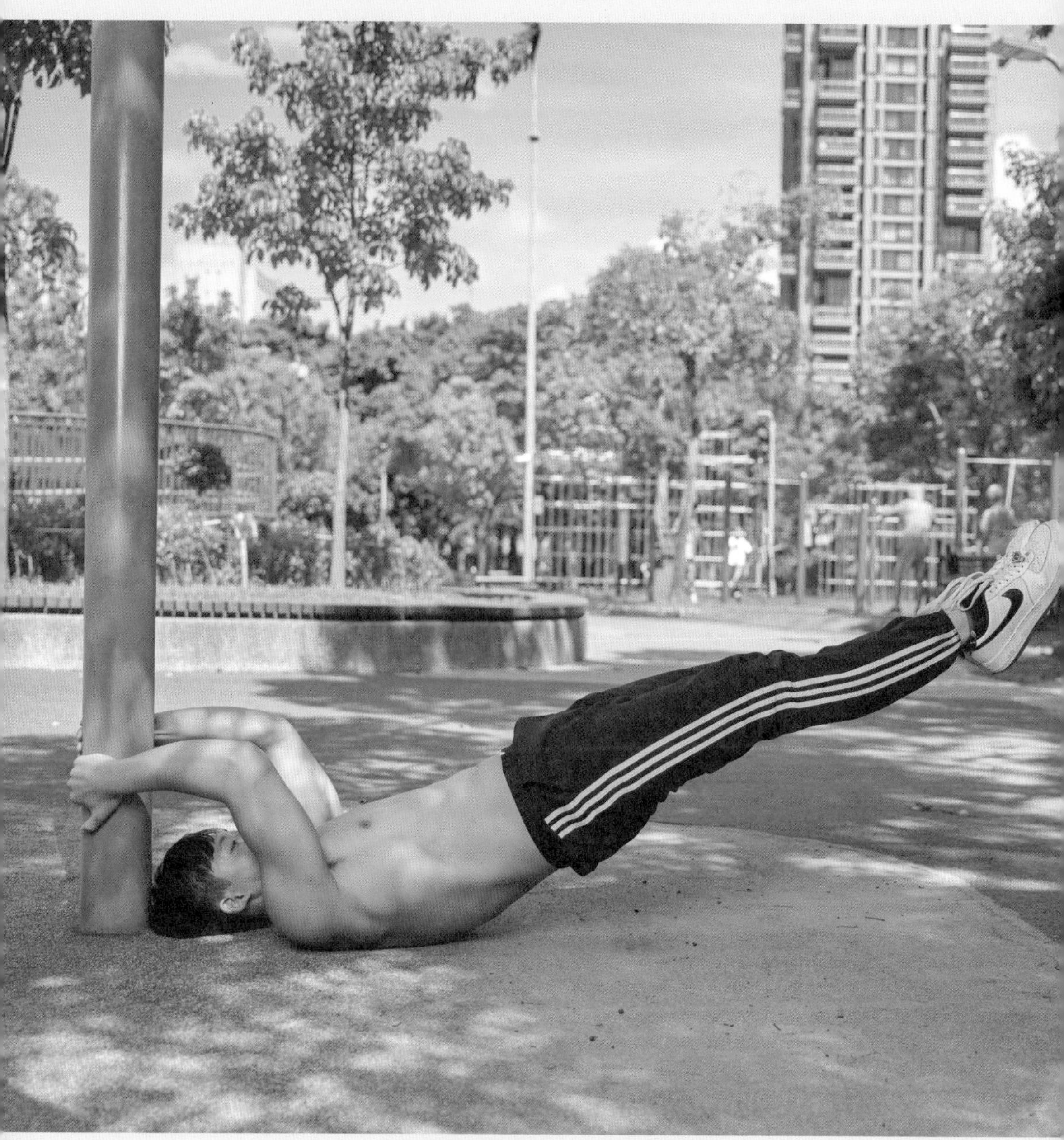

實戰9

訓練單側下肢力量，徒手深蹲之王：槍式蹲

健身不能挑食！常聽到有人會問：怎麼練腹肌？怎麼練胸肌？我一律回答就和飲食一樣——要均衡，全身都要練！

光用街頭健身的高阻力，就可以打造超強的上肢肌力；但若要訓練下肢僅憑徒手可能會稍顯不足，尤其是健身老手，但對新手而言應該綽綽有餘了。

不過，在沒有健身房、缺乏器材的情況下，槍式蹲會是一個很好的選擇。而所謂的「**槍式蹲**」，指的是利用單腳力量蹲下再站起來的動作。

《徒手戰士》作者曾經提過，如果我們可以做好槍式蹲，幾乎等於可以背著槓鈴深蹲兩倍體重。那麼這樣打造出來的臀腿力量，也已經是相當不簡單了。

舉例來說，體重如果是70公斤的人，當使用單腳做槍式蹲訓練時，這一腳已經是負重70公斤的重量了；要是兩腳都可以做到槍式蹲時，等於可以負重140公斤的重量。因此才會說，槍式蹲對於臀腿的訓練都能帶來一定的幫助。

完成這個動作必須掌握三個要領：關節活動度、腿的力量、平衡感，所以接下來在介紹標準槍式蹲之前，我們先透過一些練習訓練這幾個部分，不同動作可同時搭配鍛鍊，組數見《觀念6》。

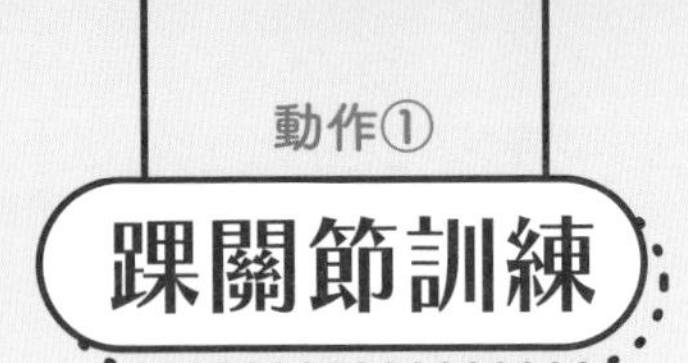

動作①

踝關節訓練

1 首先要找一張凳子或穩固的平台，兩腳一前一後呈弓箭步，身體微微下蹲，前腳腳尖和平台間抓大約兩根手指頭的距離。

2 前腳膝蓋往前頂住平台，此時腳掌平貼地面、不可離地，膝蓋頂到平台後即回復到原本位置，如此反覆活動，有助伸展踝關節。

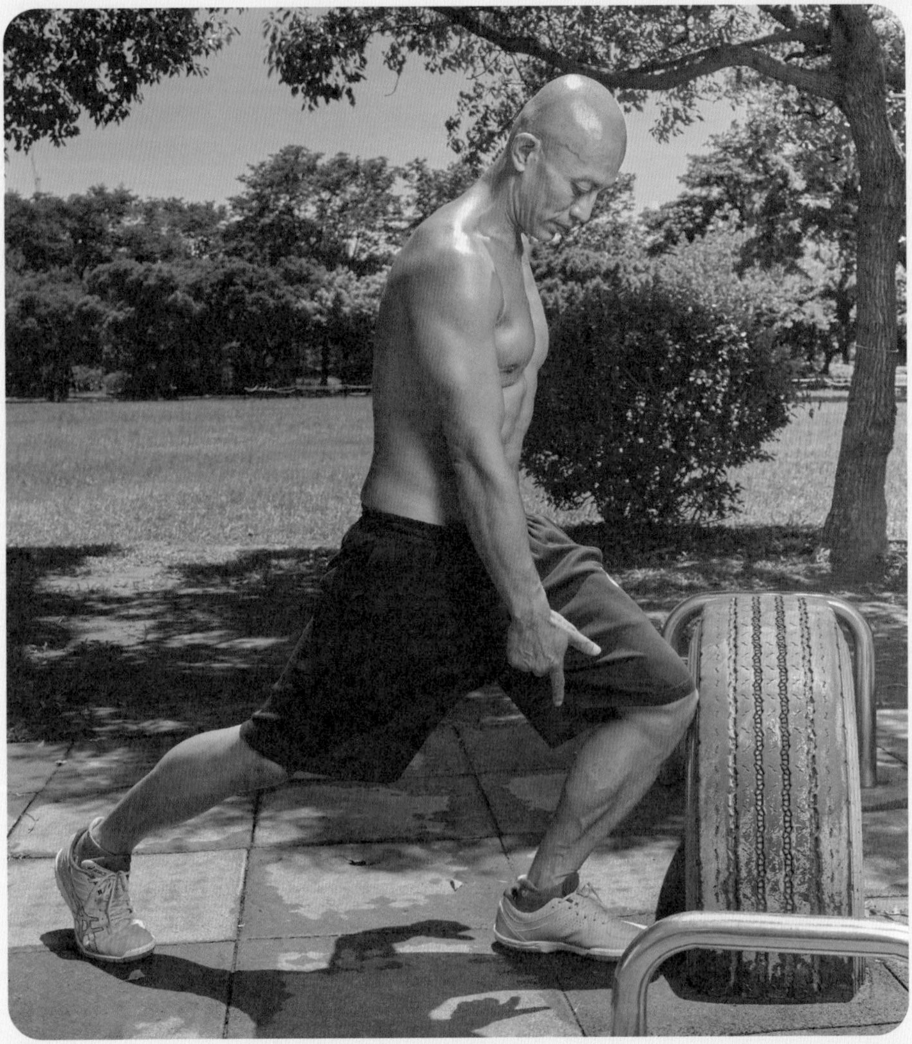

動作②

踝關節訓練

1 呈站立姿勢，兩腳併攏，臀部向後啟動，屈膝並彎曲臀部，往下蹲到最低點，手部順勢於胸前交握打直以保持身體平衡。

2 蹲下後身體往前後或左右方向輕輕搖晃，讓踝關節活動，腳掌同樣保持平貼地面。

3 亦可搭配磚頭、瑜珈磚或啞鈴進行，將前述工具放置於地面後，讓兩腳的腳後跟靠著，重複 1 ～ 2 步驟。

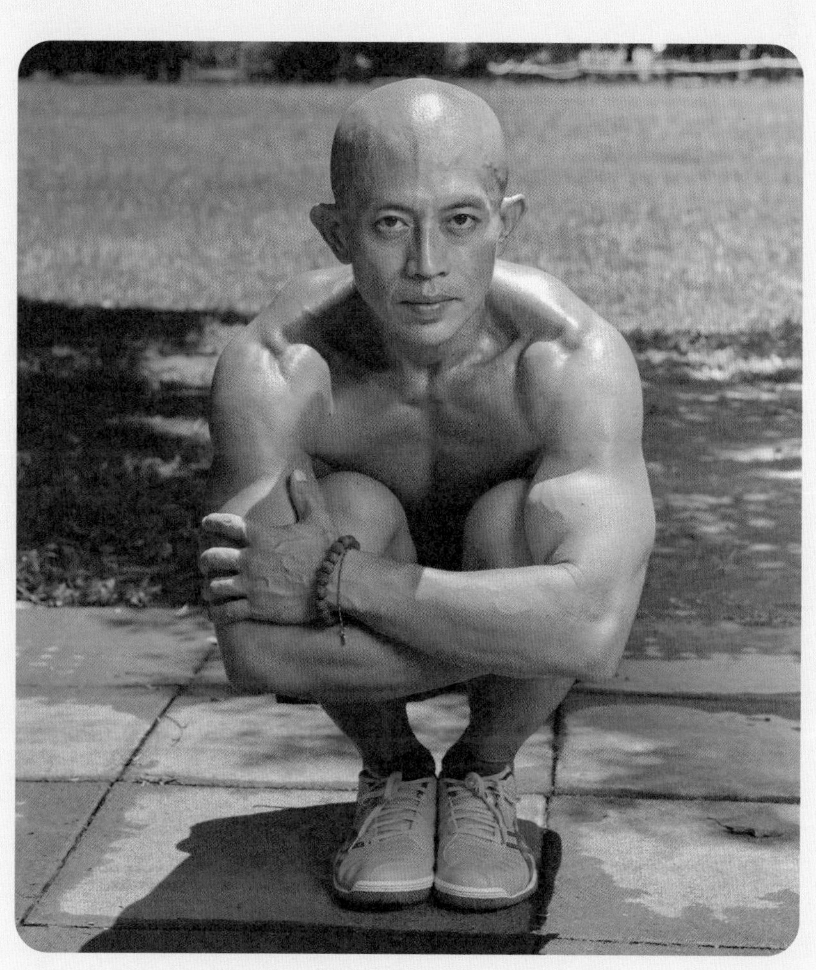

動作①

訓練腿的力量

1 找一個大約與自己膝蓋同高的階梯、平台或穩固的椅子，呈站立姿勢，雙腳一前一後呈弓箭步。

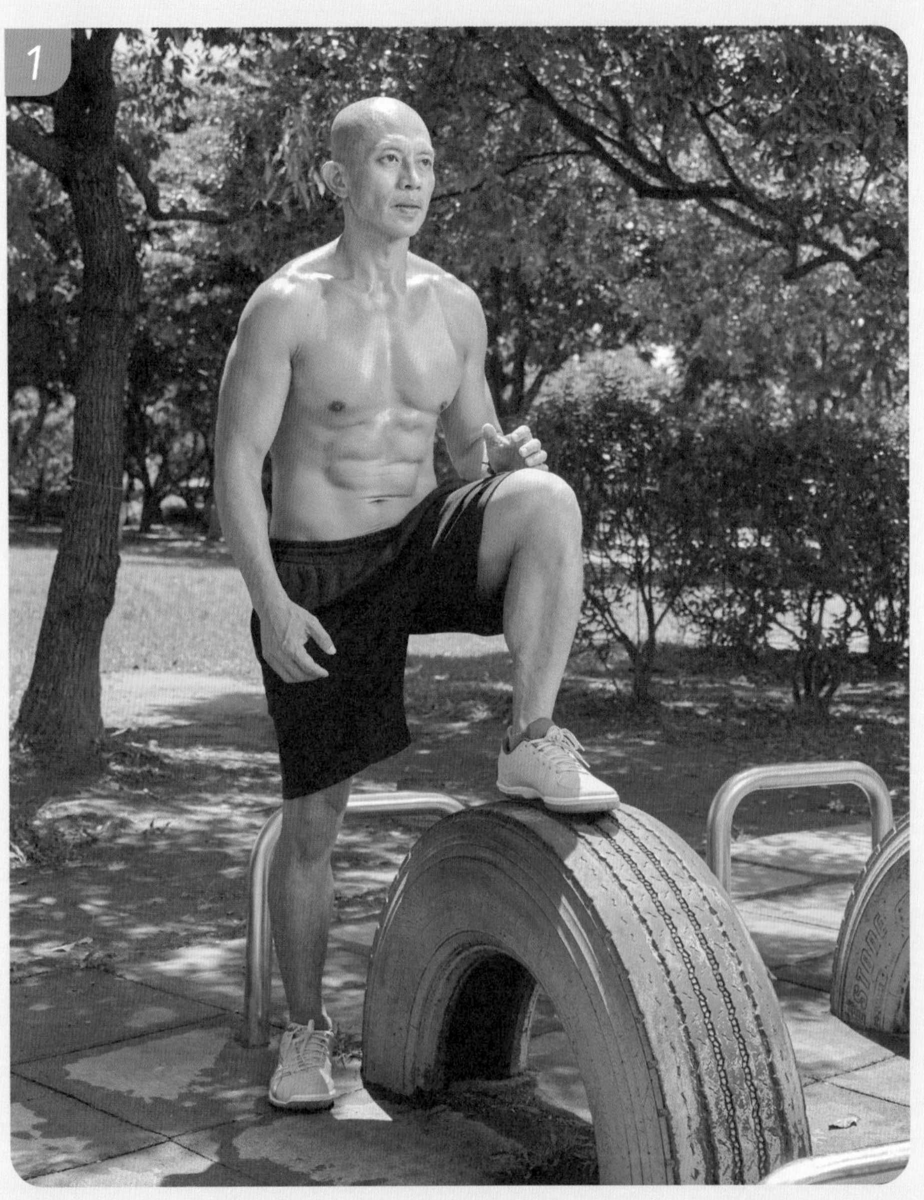

2 前腳踏上平台後，再下放回到原位，如此反覆數次，換另一腳做，左右腳都要練習。

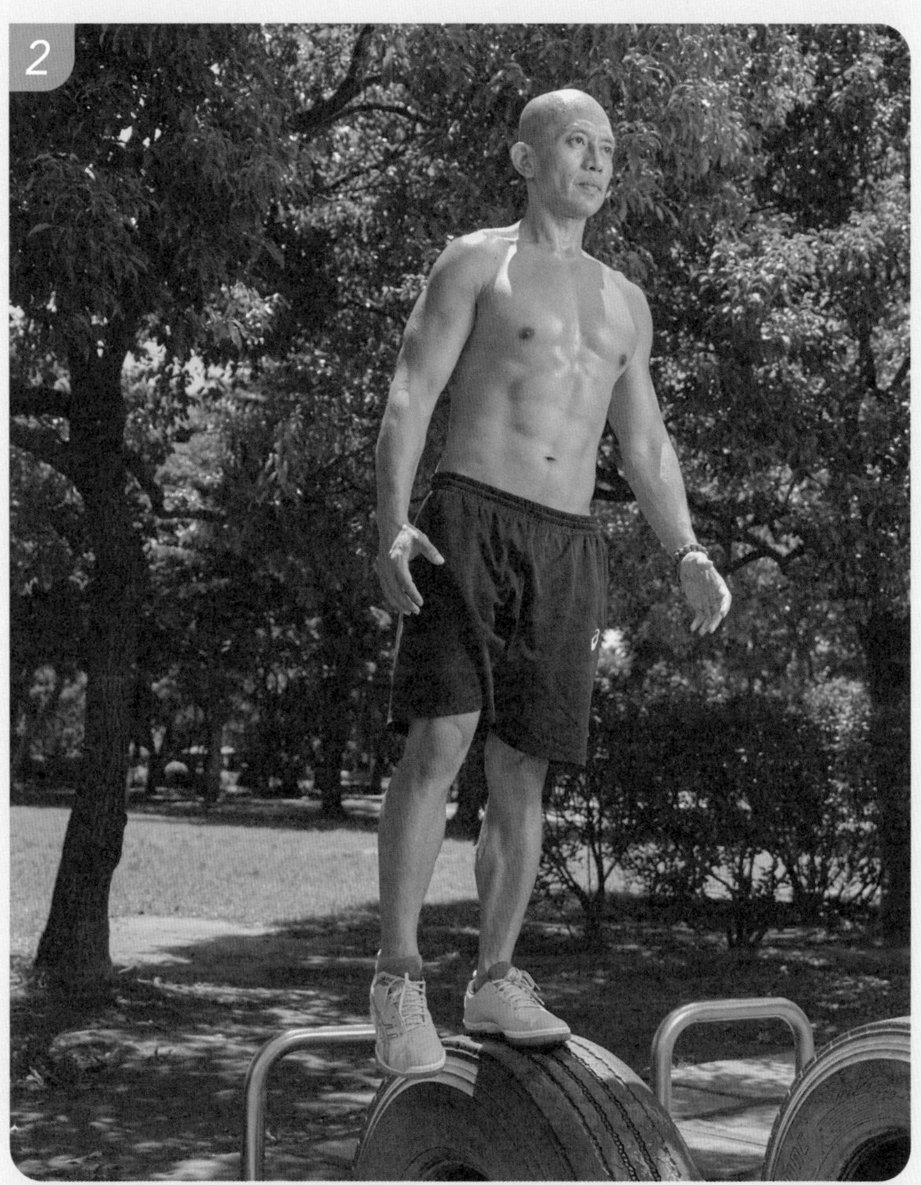

動作②

訓練腿的力量

1 找一個大約與自己膝蓋同高的階梯、平台或穩固的椅子，呈站立姿勢，雙腳一前一後呈弓箭步，後腳往後抬起、平放固定於平台。

2 前腳發力將身體往下蹲，再站起來，如能蹲到最低、膝蓋大約呈 90 度最好。

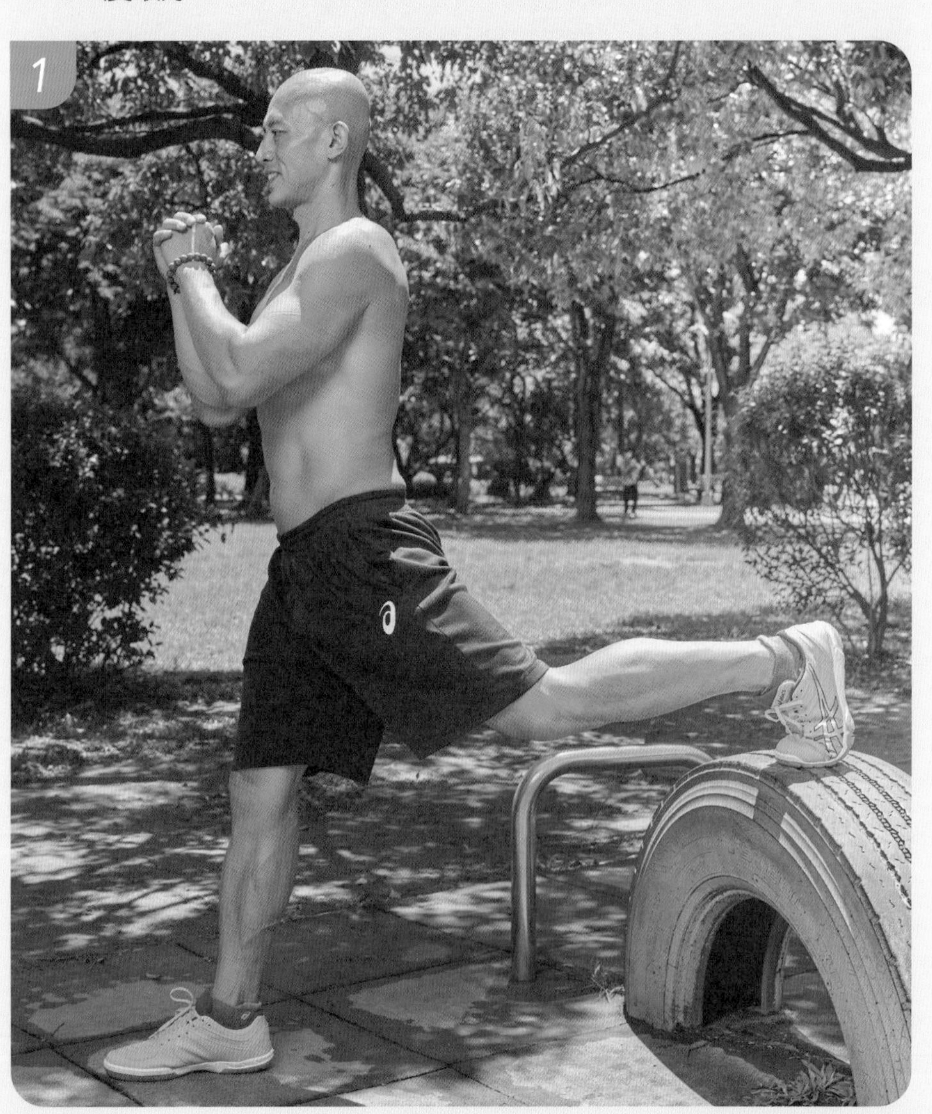

3 接著利用大腿的力量將身體向上推，恢復起始動作。如此反覆數次，換另一腳做。這就是「保加利亞分腿蹲」動作。

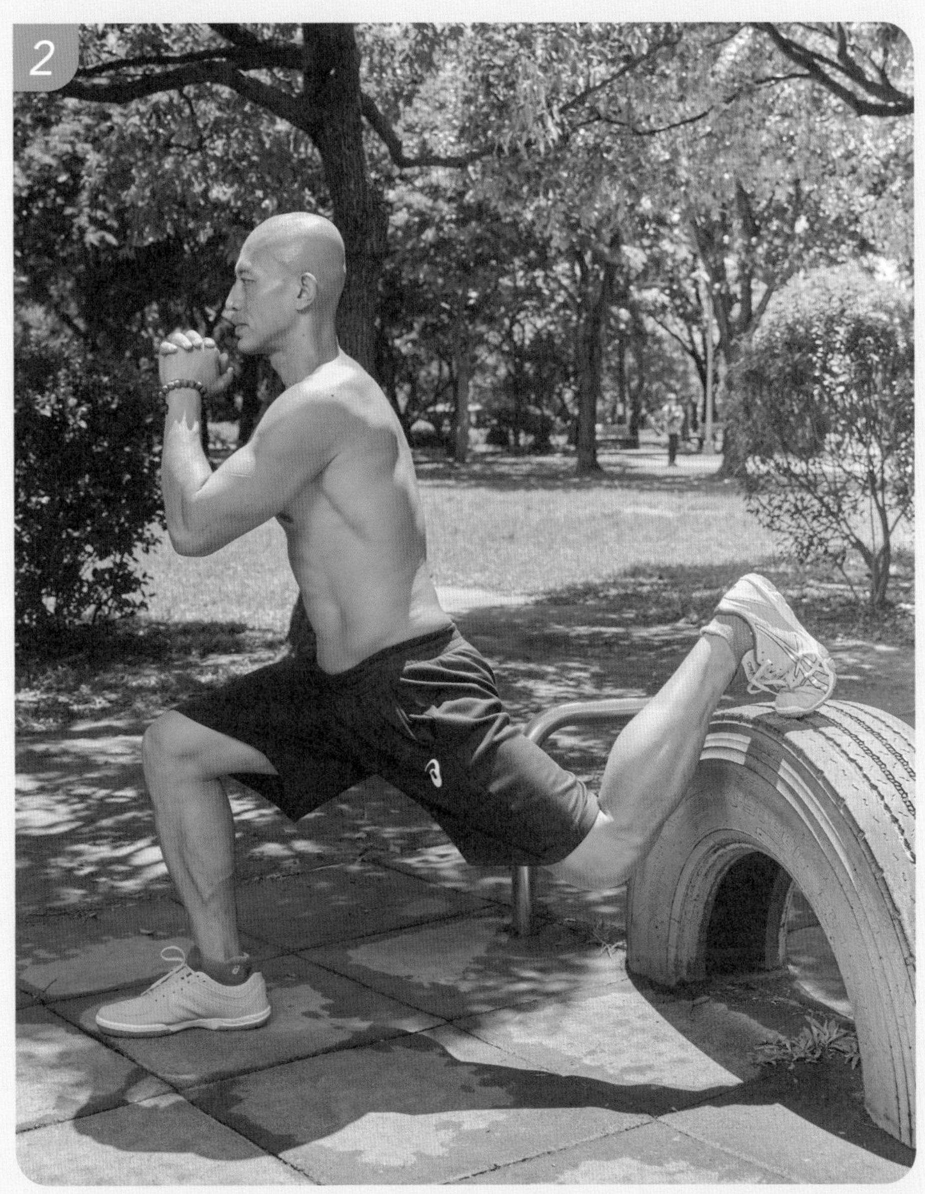

訓練平衡感

1 同樣利用平台或穩固的凳子，呈站立姿勢，雙腳併攏，一腳打直向前提起，臀部往後坐在平台上。

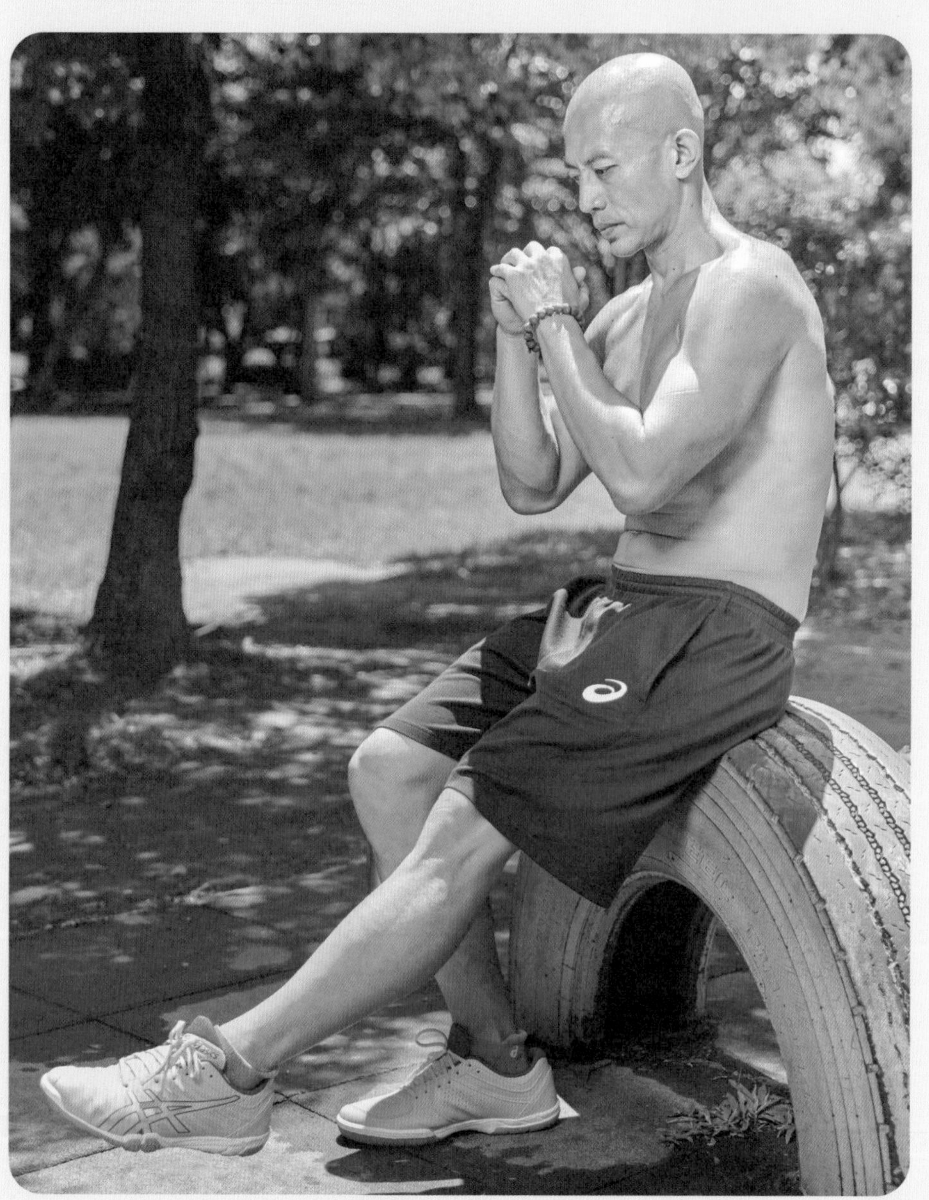

2 臀部往後坐在平台上，雙手於胸前打直維持身體平衡，坐下後再站起來，如此反覆數次，換另一邊交替做。

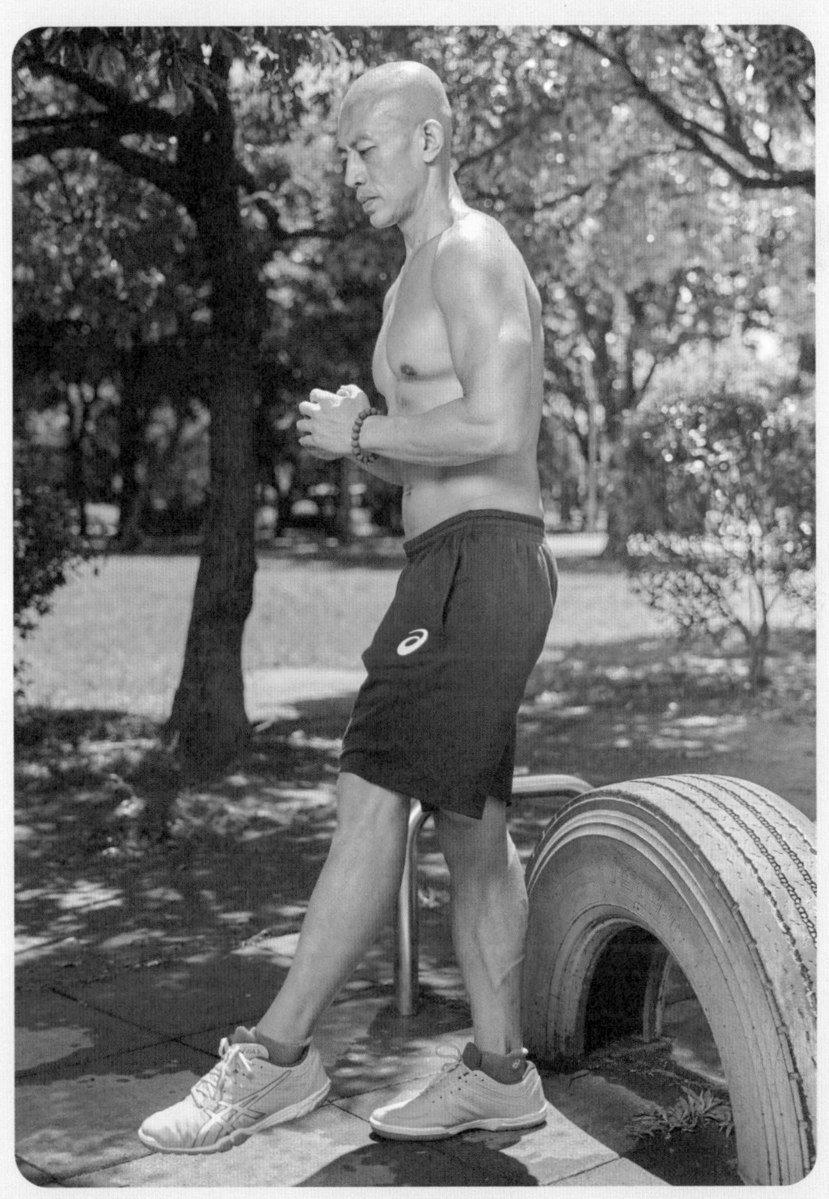

標準槍式蹲

在正式進入標準槍式蹲之前，腿部力量還不足時，也可利用公園的單槓或雙槓幫助支撐身體，也就是雙手扶槓做槍式蹲動作。過程中感受一下自己雙手的力量，在身體往上推回站立姿勢時，兩手參與的程度、出的力量越來越少，這是最好的，最後慢慢練到不需借助手的力量，就能從蹲姿回復到站姿，即為槍式蹲。

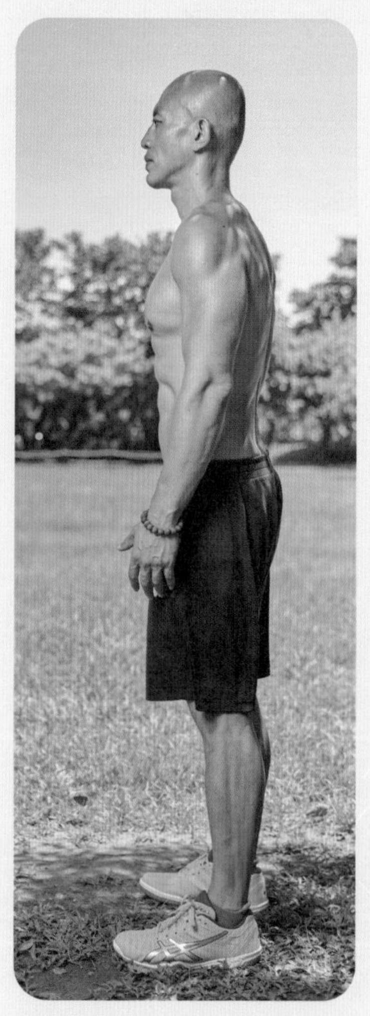

1 呈站立姿勢，向前舉起左腳，啟動髖部、臀部往後推再下蹲，雙手於胸前伸直維持身體平衡。

2 蹲下後再慢慢站起，如此反覆數次，換另一腳做。

★ 注意支撐身體的那一隻腳，腳跟不可翹起，腳掌需平貼於地板上，全程脊柱保持中立，動作時身體不可向前彎曲。如果想增加動作難度，可雙手握住啞鈴或水瓶做槍式蹲，以增加負重。

槍式蹲動作示範
請掃描 QRcode

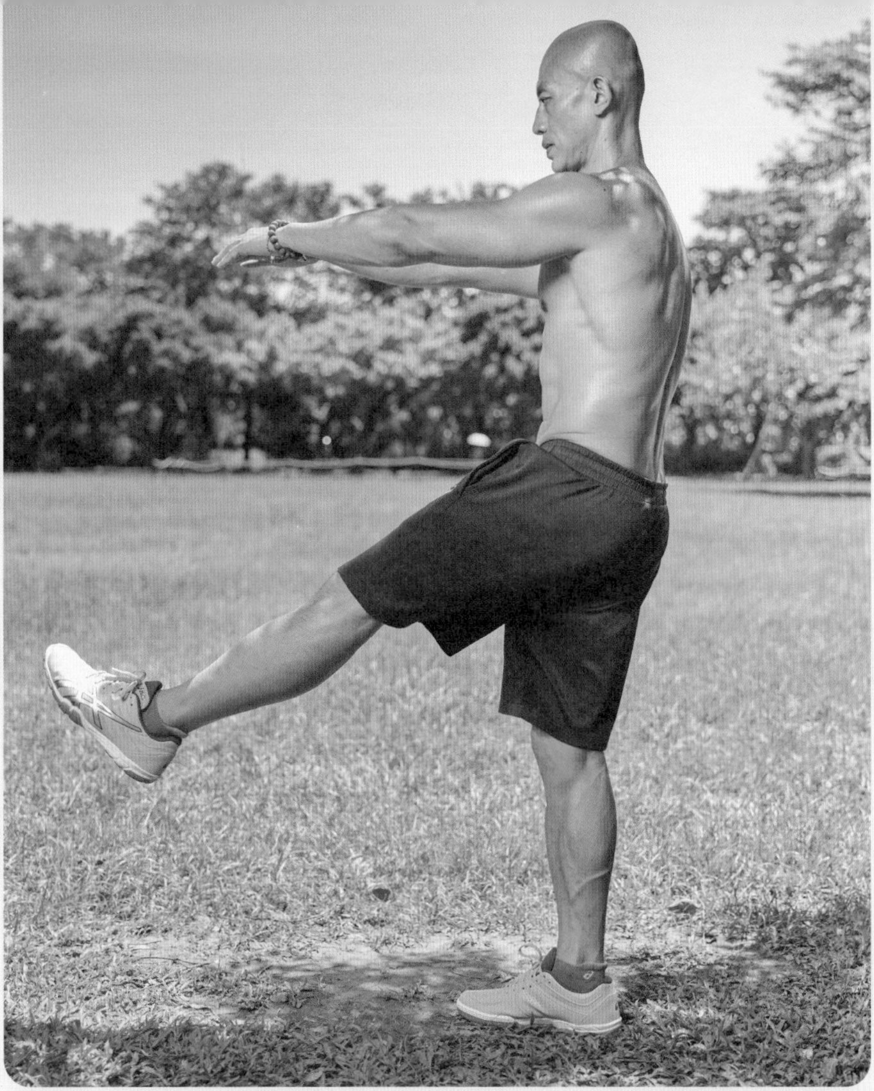

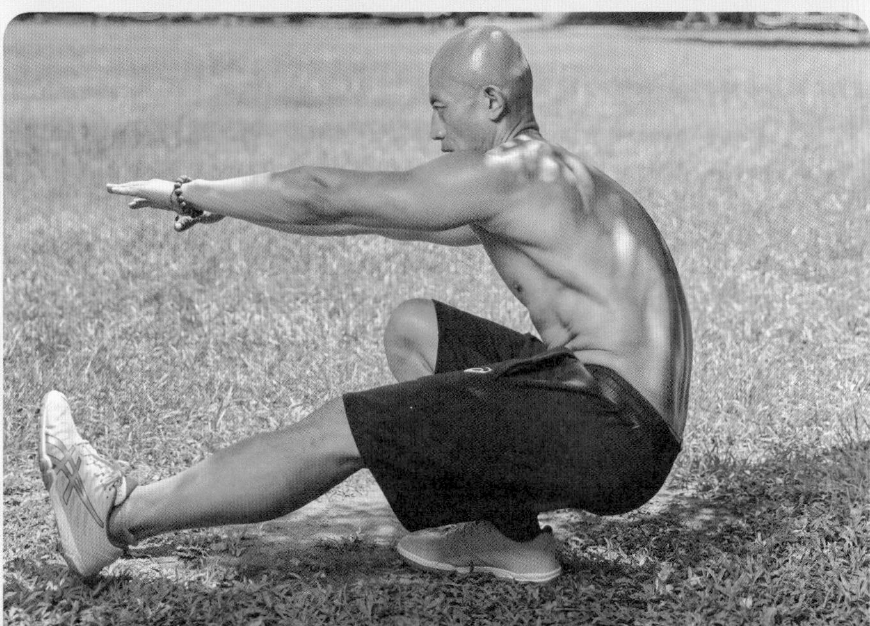

龍旗

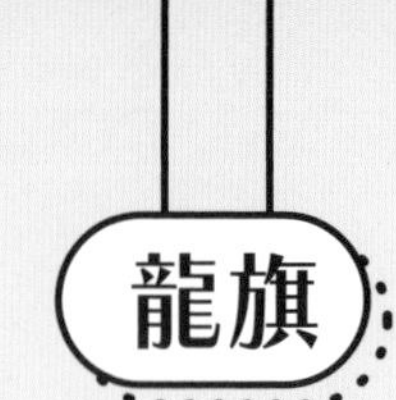

● 正宗的龍旗動作需要有很強大的腹部和手臂力量，對初學健身者而言難度極高，這本書僅做示範。

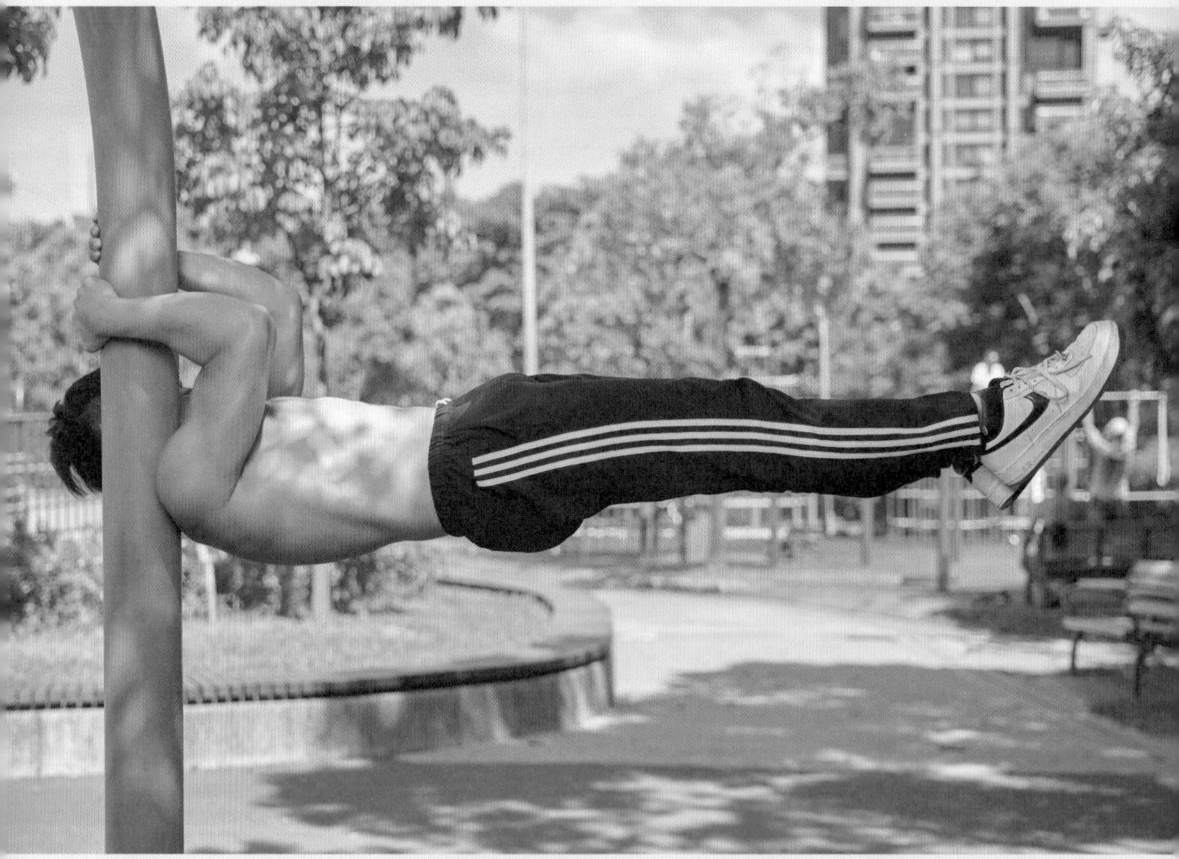

附錄

我愛蔬食，同樣能練出一身好肌力

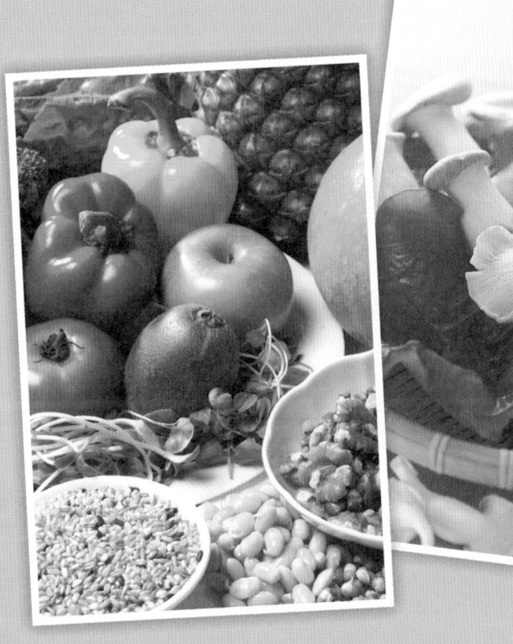
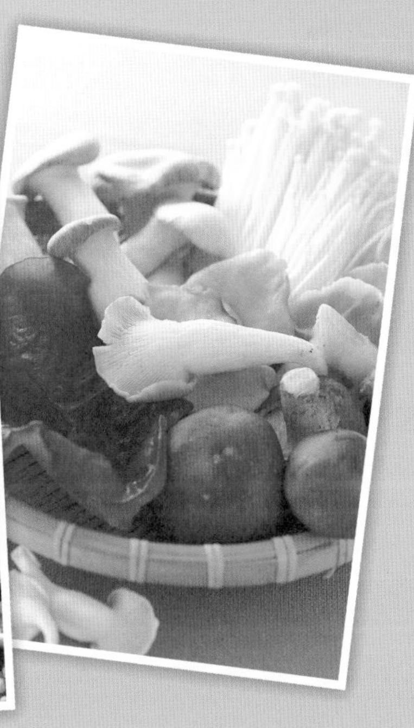

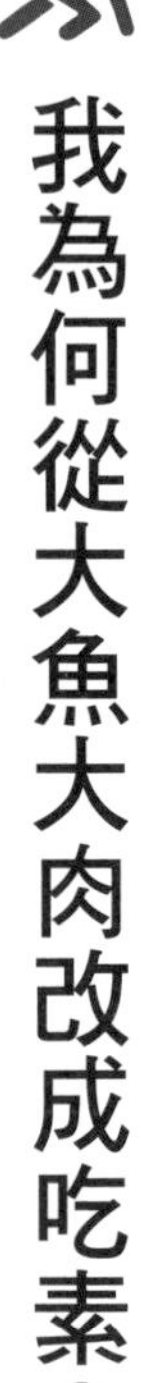

我為何從大魚大肉改成吃素？

生病近二十年來，曾有朋友在我發病的時候問：「是否要改吃素試試看？」後來每當疾病發作、感到痛苦時，我確實也有過「要戒酒、要吃素、作息正常」的念頭，不過從來沒有一次能做到。只要病情一控制住，還是一樣又過著無肉不歡、大口喝酒的日子。

想想牛肉這麼好吃、雞排這麼香、嘉義火雞肉飯超美味，我怎麼可能會吃素呢？喝啤酒是如此爽快的事，我又怎麼可能會戒酒呢？但世事無絕對，因為遭逢事業低潮和身體狀況不佳，我下定決心向菩薩許願後，如今吃素、不碰酒也快六年了。

不吃肉、不喝酒難不難？其實，在剛開始戒酒茹素時，我也會有不適感，很容易餓、也會很想吃肉或喝點酒。不過，倒沒有經歷什麼很大的內心掙扎，因為我清楚知道自己是為何而戒：**我想要徹底改變自己！**過去那些很痛很苦、生不如死的時期我都走過了，現在只不過是放下這些口腹之慾而已，相比之下真的一點都不重要啊！

素食六年心得分享

為了避免添煩、造成別人的不方便，再加上自己覺得蔥、蒜、韭菜、洋蔥這些植物其實也都有營養價值，所以我是選擇吃五辛素、方便素，蛋奶類也吃。出門在外比較不便時，肉邊菜、鍋邊素就成了用餐時的權宜之計。至於平常，我都盡量以大量的原型食物為主，尤其是蔬菜、水果、堅果、豆類，市面上常見的素雞、素鴨、素牛、素魚這些素料加工品，就比較不在我的選擇範圍內。

之前因為考慮到健身需求，我會攝取較多雞蛋和牛奶，但後來有慢慢減少份量，在飲食裡搭配豐富的豆類或豆腐、豆干等豆製品，或是適當補充高蛋白營養品來獲得足夠的蛋白質。

多年吃素下來，感觸最深刻的好處包括：身體恢復的速度變快，因蔬菜水果吃得多、水喝多，所以消化很順暢、不會便祕，睡覺也不太像以前老是做惡夢了。那麼，吃素對於鍛練健身會不會有影響呢？我自己並不覺得力量或爆發力會輸給年輕人喔！

雖然我、老婆和岳父母都是素食者，小兒子小小龍也是胎裡素寶寶。不過，我認為

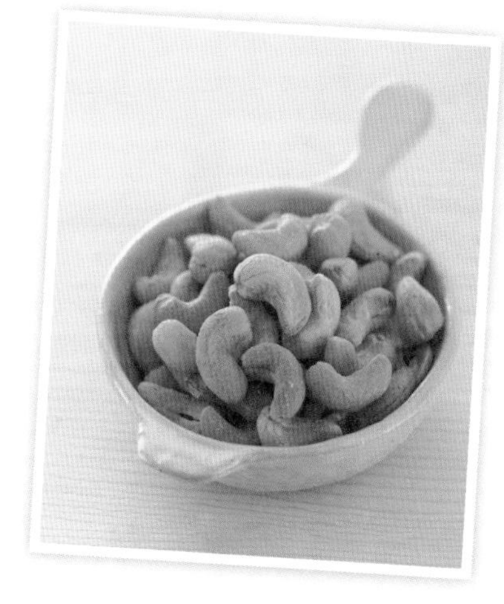

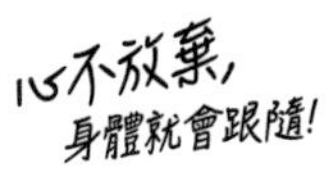

加入素食行列是自己個人的選擇，如果身邊的人都能嘗試當然很好，並不會要求兒子們也跟著這樣做。比方說二兒子到現在也還是吃葷食，這事就隨緣吧！相反地，大兒子或許是因為看我以往分享在粉專上的文章，潛移默化下有天突然跟我說覺得動物很可憐，也想吃素。

從那時候他茹素至今，將近四年了，這些年他練街頭健身一樣沒問題，也有跑步和游泳；在二〇二一年曾經拿下台灣街頭健身比賽「全國」與「新秀」雙料冠軍，最近也在二〇二三全國街頭健身錦標賽獲得第三名成績。甚至直到比賽前夕，他仍然堅持吃均衡的蔬食，讓自己維持在最佳狀態。

但是，是否吃素、如何吃素，可能還是要視每個人的身體狀況而定。舉個例子，在我讀高中到出社會那段時間，罹患重度憂鬱症時，老媽也曾經跟菩薩許願祈求我趕快好起來，並開始吃素。她當時詳細的飲食內容已經記不太清楚了，只知道她後來似乎皮膚出現一些狀況，就醫後醫生建議要攝取海鮮和魚肉，所以後來她就改成不吃豬、雞、鴨、牛等肉類的海鮮素。

畢竟，健康才是我們的終極目標嘛！唯有選擇適合自身的方式，才可能持之以恆地去做並享受它。

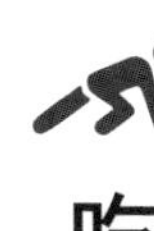

吃素跟吃肉的運動員相比，有差別嗎？

有學生帶女友來健身房，跟女友介紹我：「小龍哥是吃素的喔！」女友不太相信吃素食也能練出一身肌肉、做出這麼多高難度的動作，當時還要求我秀一下。唉，我這只是小菜一碟啦！同樣茹素的人，比我厲害的還多著呢。茹素並不會對健身產生負面影響，一樣可以把健身練得很好。

前面有提到我和兒子都是吃素的健身者，而啟發我練街頭健身的美國徒手健身大神Frank Medrano，本身也茹素。他自己就曾經在其粉專提過，改吃素食之後，精神狀況變得比較好，鍛鍊進步的速度和身體恢復的速度也變快了。在眾多推崇素食的人裡，不乏國外頂尖的運動員。當然，也有一派的人反對茹素，這就如人飲水，冷暖自知啦！

反映在我的身上，無法具體說明差異性究竟有多大，但至少我的感受都是好的。先以吃下食物後最立即的影響來說，回想過去吃完一大盤的肉，身體和腦袋經常是昏昏沉沉的；改成吃一大盤生菜沙拉後，則是感覺到精力充沛。

長期下來，也確實發現到自己的身體機能和睡眠品質都變得更好了！而且有個蠻特別的現象，以前的我躺下睡著後，常常做夢，尤其惡夢居多，不是夢到我被人追殺，就是夢到我追殺別人。自從改吃素之後，有段時間就很少做夢了，也不太會出現惡夢，我想或許是因為再也不與眾生結怨的關係吧！這一兩年因為經營健身房，創業壓力大，時不時還是會做夢，不過幸好不再是惡夢了。

這樣準備素食餐，超飽足又兼顧營養

這邊先說明喔！我不是營養師，也不具備營養專業背景，健身後的飲食方式都是自己查資料、做功課或請教學營養的朋友，再加上我對吃這件事並不特別講究，所以以下只是簡單分享自己吃素食的經驗和一些心得感想。

認識我比較久的朋友，或是家人、教練，都知道我不太挑食、蠻好養的。以前還是葷食時，餐餐只要有很多肉和醬汁，我就可以吃得很開心了！改為素食之後，如果是在家裡吃，媽媽或老婆都會煮很多種不同的蔬菜。有時老婆會端上色香味俱全的綜合咖哩鍋，裡頭有各式各樣不同種類的菇，也有紅蘿蔔、馬鈴薯、洋蔥等蔬菜，這樣對我而言就很美味又健康了。

一天三餐我大致是這樣吃的

早餐

空腹服用益生菌，15分鐘後吃大豆蛋白粉＋橄欖油＋奇亞籽油、葡萄乾，補充綜合維生素、鈣片、B群。

中餐

地瓜、兩種蔬菜、大豆蛋白粉、兩、三種當季水果；下午肚子餓會吃香蕉、堅果、葡萄乾、蔓越莓乾，再補充B群。

晚餐

各兩到三種蔬菜及當季水果、豆腐、茶葉蛋或蒸蛋、綜合菇咖哩，補充鈣片、B群。

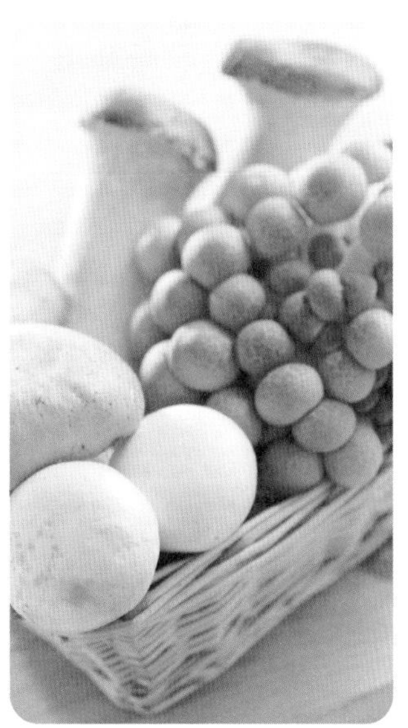

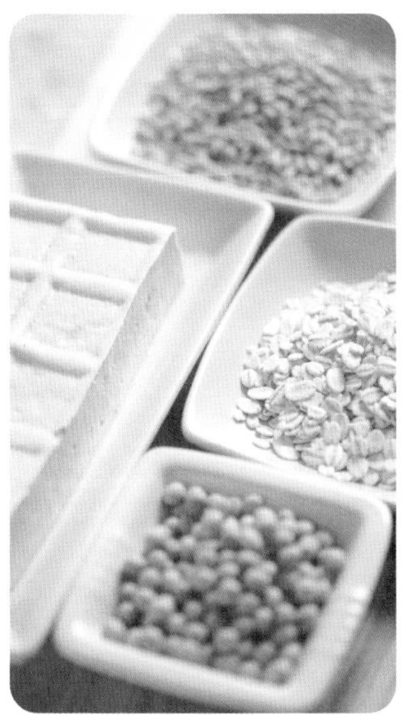

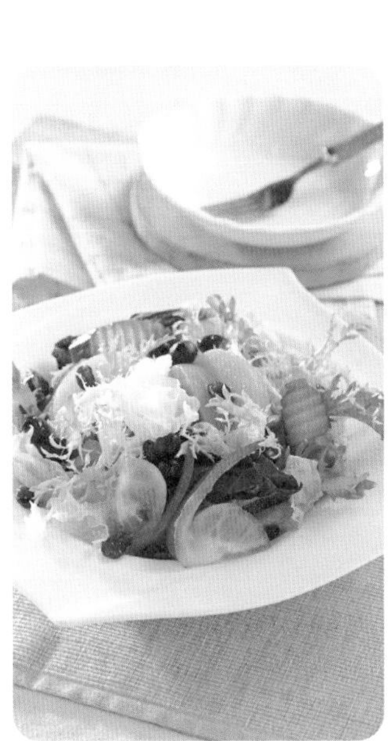

基本上就是蠻固定的菜單。當然，偶爾我也會吃點零食、餅乾，沒那麼嚴苛的。

如果是外食，我會就近找素食餐館解決，或盡量找自助餐，因為自助餐可以讓我吃到大量的蔬菜。建議大家用餐盡可能以能看得出原本樣貌的食物為主，加工製成的素雞、素牛肉、素羊肉能少則少。

另外，鐵板燒其實也是不錯的外食選擇！像小龍健身房附近就有一間可以免費加菜吃到飽的大埔鐵板燒，我常常會點一分鐵板豆腐來攝取蛋白質，老婆會點鐵板金針菇，然後再配上很多高麗菜和豆芽菜，我們還會另外請店家炒洋蔥，就是很飽足的一餐。滷味攤也是一個不錯的選項，通常都會有蠻多種蔬菜和植物性食物可以選搭。便利超商現在也有不少蔬食產品，例如生菜沙拉、新鮮水果或素食便當、素食涼麵等等，優格、優酪乳這些也是我會選擇的。

說到這，不禁想起一事。我過去曾經在粉專分享吃素心得，後來竟收到肉商的私訊，他幽默地傳了肉盤圖片向我問早安、午安、晚安⋯⋯。哈哈！我想我可能擋到人家財路了吧！

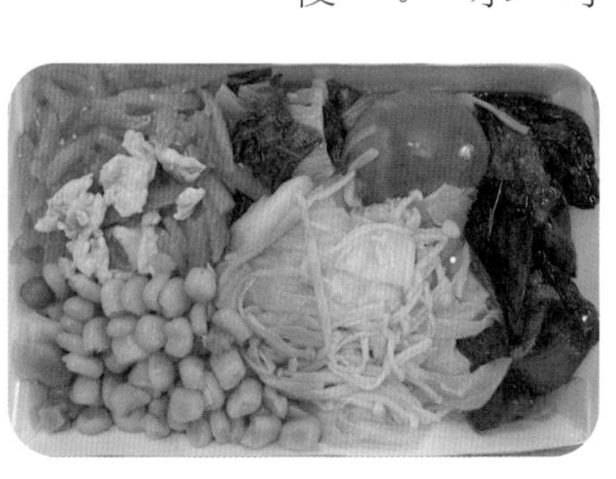

身為素食健身者，該怎麼補充需要的營養？

再次強調哦，我不是專業的營養師，每個人狀況也不太一樣，所以針對營養的攝取或有任何疑問，建議還是跟營養師討論會比較理想。

雖然我們都希望多吃天然食物，獲得需要的營養，不過有時候單純從食物裡不一定能獲得足夠的營養素；況且偶爾工作實在太忙碌，自己無法備製餐點的情況下，外食是無法避免的。儘管前面提到目前有多種外食選擇，很方便，但可能還是沒辦法做到真正的營養均衡，所以我也會額外補充營養品。

像是素食者最容易缺乏的B群和鐵，我都有吃。考量到食物在運送、烹煮的過程中，有些營養成分或許會被破壞掉，因此維生素、礦物質、植物營養素也是我補充的重點之一。

除此之外，很多人擔心吃素是否有蛋白質不足的問題，由於蔬菜、菇類、堅果、豆類中，很多食物都含有蛋白質，加

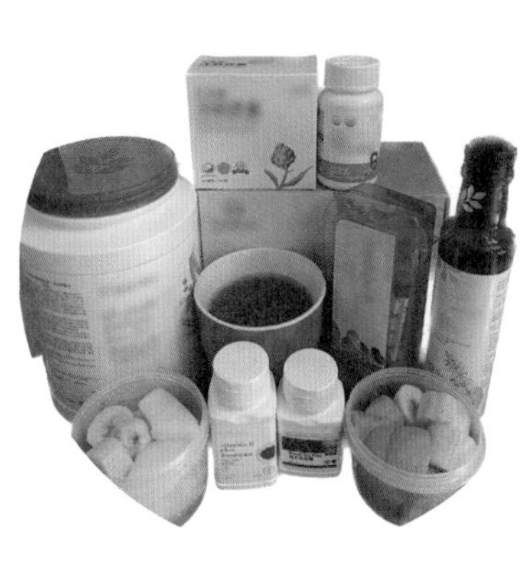

上我會再補充大豆蛋白粉，所以並不擔心自己蛋白質不足。

一般健身者最常補充的就是蛋白質，通常每天要攝取的份量大約是每公斤體重乘以1.5到2.0公克，也就是說體重70公斤的人，必須吃到140公克的蛋白質。以一顆雞蛋約能提供七公克蛋白質來計算，等於要吃20顆雞蛋才能達到一天所需。雖然還有其他食物能夠供給蛋白質，但加總起來可能還是不足，所以另外再補充蛋白質補給品是好的。

鍛鍊前後吃「這些」，提升運動表現

壓力大、沒睡好或是肚子餓，都會影響運動表現。這邊先來聊一聊，為了獲得足夠能量和增加耐力，我自己健身訓練前後會吃的東西。

早上起來的第一餐和健身之後，蛋白質的攝取很重要。尤其是早餐，因為早上起床時的空腹狀態，吸收能力最好，所以我都會盡可能去攝取纖維跟蛋白質。

運動前，從地瓜、蔬菜水果或香蕉等食物補充碳水化合物，能得到運動需要的熱量，才不會鍛鍊一下就沒力了。我也會吃點葡萄乾或堅果類，其中我特別喜歡吃花生，但是都會選有帶殼的花生，加工或以炸、炒方式料理的花生比較不建議。

至於運動完，可以吃點蛋白質。要澄清一點，雖然街頭健身相對是一個高強度的肌力訓練，但也不是在運動後才一口氣補充大量蛋白質，而是每天都要吃到，並且平均分配在每一餐來攝取。

此外，出汗會讓我們身體裡的礦物質流失，因此像是鉀、鈣、鎂都要補充。運動後來根香蕉，也是很適合的選項。

最後要提醒，儘管適量補充保健食品，對改善疲勞現象和幫助身體恢復都有效果。但是應該根據自己個人的需要補充適合的種類和劑量，也要切記不可服用來路不明的補給品，而是選擇商譽良好、值得信賴的大廠牌或是有經過國家認證的產品，以免花了錢，身體沒補到反而先受到傷害！

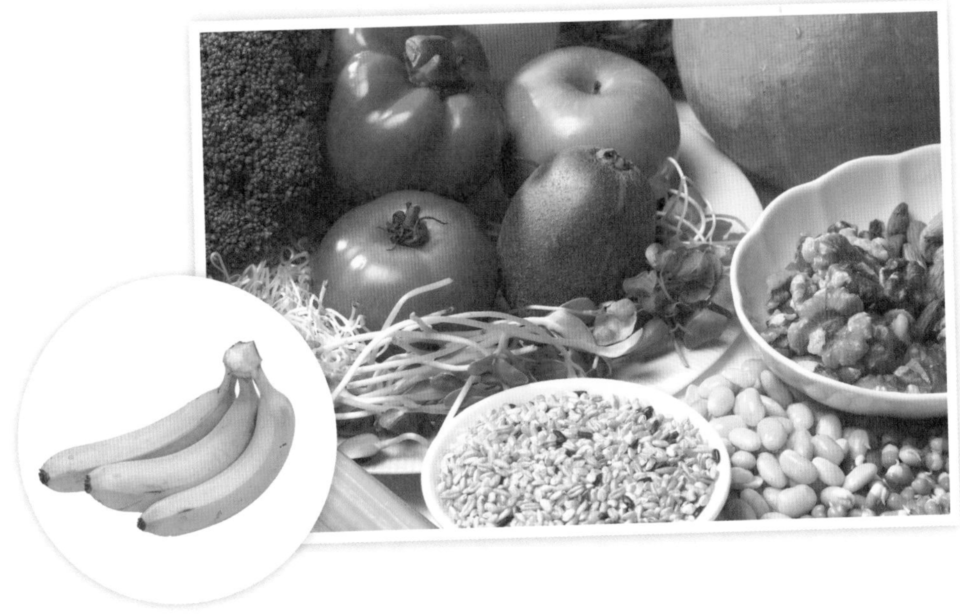

悅讀健康系列HD3196

心不放棄，身體就會跟隨！
擺脫 20 年重症憂鬱及恐慌症的健身與蔬食之路

作　　者／余柏賢
採訪撰述／鄭碧君
選　　書／林小鈴
主　　編／梁瀞文

行銷經理／王維君
業務經理／羅越華
總 編 輯／林小鈴
發 行 人／何飛鵬
出　　版／原水文化
台北市民生東路二段 141 號 8 樓
電話：（02）2500-7008　傳真：（02）2502-7676
E-mail：H2O@cite.com.tw 部落格：http://citeh2o.pixnet.net/blog/
發　　行／英屬蓋曼群島商家庭傳媒股份有限公司城邦分公司
台北市中山區民生東路二段 141 號 11 樓
書虫客服服務專線：02-25007718；25007719
24 小時傳真專線：02-25001990；25001991
服務時間：週一至週五上午 09:30 ～ 12:00；下午 13:30 ～ 17:00
讀者服務信箱：service@readingclub.com.tw
劃撥帳號／ 19863813；戶名：書虫股份有限公司
香港發行／城邦（香港）出版集團有限公司
香港灣仔駱克道 193 號東超商業中心 1 樓
電話：(852)2508-6231　傳真：(852)2578-9337
電郵：hkcite@biznetvigator.com
馬新發行／城邦（馬新）出版集團
41, Jalan Radin Anum, Bandar Baru Sri Petaling,
57000 Kuala Lumpur, Malaysia.
電話：(603) 90578822　傳真：(603) 90576622
電郵：cite@cite.com.my

國家圖書館出版品預行編目 (CIP) 資料

心不放棄，身體就會跟隨！: 擺脫 20 年重症憂鬱及恐慌症的健身與蔬食之路 / 余柏賢著 ; 鄭碧君採訪撰述 . -- 初版 . -- 臺北市 : 原水文化出版 : 英屬蓋曼群島商家庭傳媒股份有限公司城邦分公司發行 , 2023.11
面；　公分 . -- (悅讀健康系列 ; HD3196)
ISBN 978-626-7268-63-6(平裝)

1.CST: 健身運動 2.CST: 素食 3.CST: 憂鬱症 4.CST: 恐慌症

411.711　112017092

攝　　影／ Studio X 梁忠賢
美術設計／李京蓉
製版印刷／卡樂彩色製版印刷有限公司
初　　版／ 2023 年 11 月 9 日
定　　價／ 500 元

ISBN: 978-626-7268-63-6 (平裝)
9786267268674 (EPUB)